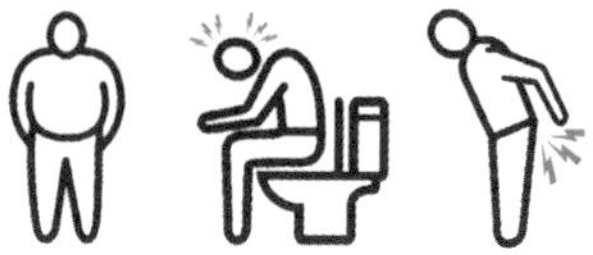

看過38萬人屁股的名醫教你

在家治好痔瘡

平田雅彥　著　　鍾雲霓　審訂　　黃詩婷・許郁文　合譯

序　改善痔瘡就靠自癒力

「我好像長了痔瘡，但又覺得要去看醫師好丟臉……」

「我想去醫院就診，但又不想要馬上開刀！」

「有像痔瘡的東西從屁股跑出來，但就算將它壓回去，它也越來越無法恢復成原來的樣子……」

由於疾病發生在臀部這樣的地方，就算想跟周遭的人商量也難以啟齒；即使想去醫院就診，也總是很難跨出第一步。您是否也有這種焦躁不已的困擾呢？

前面那些煩惱，真希望能快快消失得一乾二淨，恢復身體健康。

本書正是因此而生。以日本人來說，每三個人中就有一人有痔瘡自覺症狀，可謂是非常常見的疾病。

我身為肛門科的專業醫師，至今已診斷超過38萬名患者。

我以平田肛門科醫院的三代院長身分，每天看診40人以上、一年診察大約一萬兩千名左右的患者。

診斷患者時，我經常感受到某件事情。那就是「明明有這麼多的患者，正確的疾病資訊卻沒有廣為人知」。

「要是大家能早點來治療就好了。」

截至目前為止，我已經診斷過許多應該要更及早治療的患者。如果能在症狀還算輕微的時候治療，其實痔瘡是非常容易痊癒的疾病。

但是，大家卻都很難提起勇氣前往醫院，最關鍵的理由之一，就是有著「是不是馬上就要動刀割掉啊」的印象。

事實上，目前世界的主流，是不使用手術來醫治痔瘡的。

那麼究竟要如何治療呢？

最重要的方法，就是改善生活習慣。會使用這樣的方法，是由於痔瘡本身就

是一種生活習慣病。

「便祕越來越慢性化。」

「非常容易拉肚子。」

「一整天都坐著。」

這些生活習慣對臀部來說負擔很大，若是持續累積下去，就會形成痔瘡。

臀部感覺有些疼痛、又或是有出血的狀況，就是身體在對你發出求救訊號。

如果確實捕捉到這個訊號，只要稍微改變自己的生活習慣，幾乎所有的痔瘡都會有所改善。

不只如此，有許多人在改變生活習慣後，連痔瘡以外的疾病都有所好轉。**血壓、血糖值、中性脂肪或膽固醇的數值會下降；體重也非常順利地遞減的案例，也並不少見。**

人類治療自己疾病的能力，是與生俱來的，而且是非常強大的力量。

這就是所謂的「自癒力」。

只要引出身體的自癒力，以痔瘡為首的多數疾病都能夠改善。

話雖如此，我想大家還是不知道要做些什麼才好吧？

在本書中，我會盡可能用容易理解的話語，解說痔瘡的最新治療方式、以及提高自癒力的方法。

能夠治療痔瘡的，不是醫師、不是藥物，更不會是手術。

是你自己就擁有的力量。

目錄

第2章 「靠自己治療」痔瘡才是正確答案

第5章 痔瘡Q&A

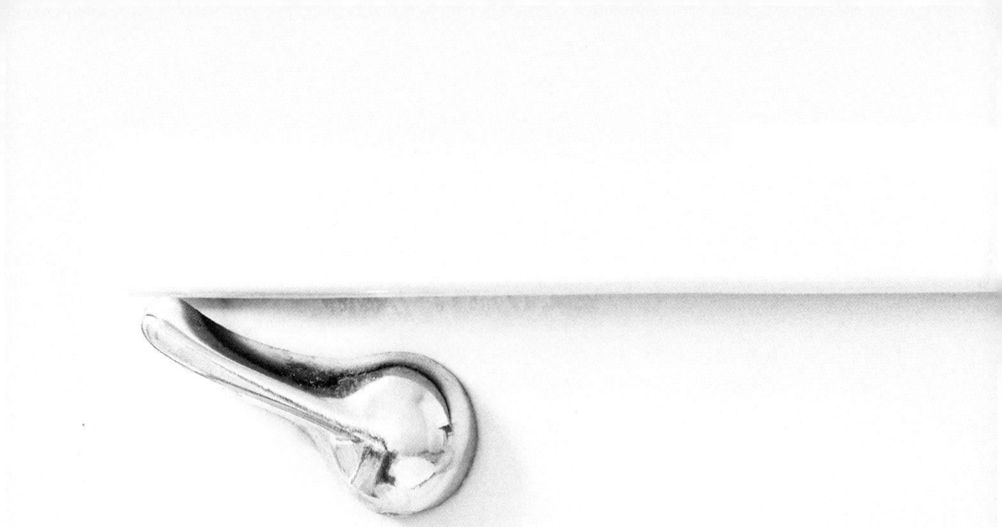

第 1 章

克服痔瘡的故事

八種
不同類型

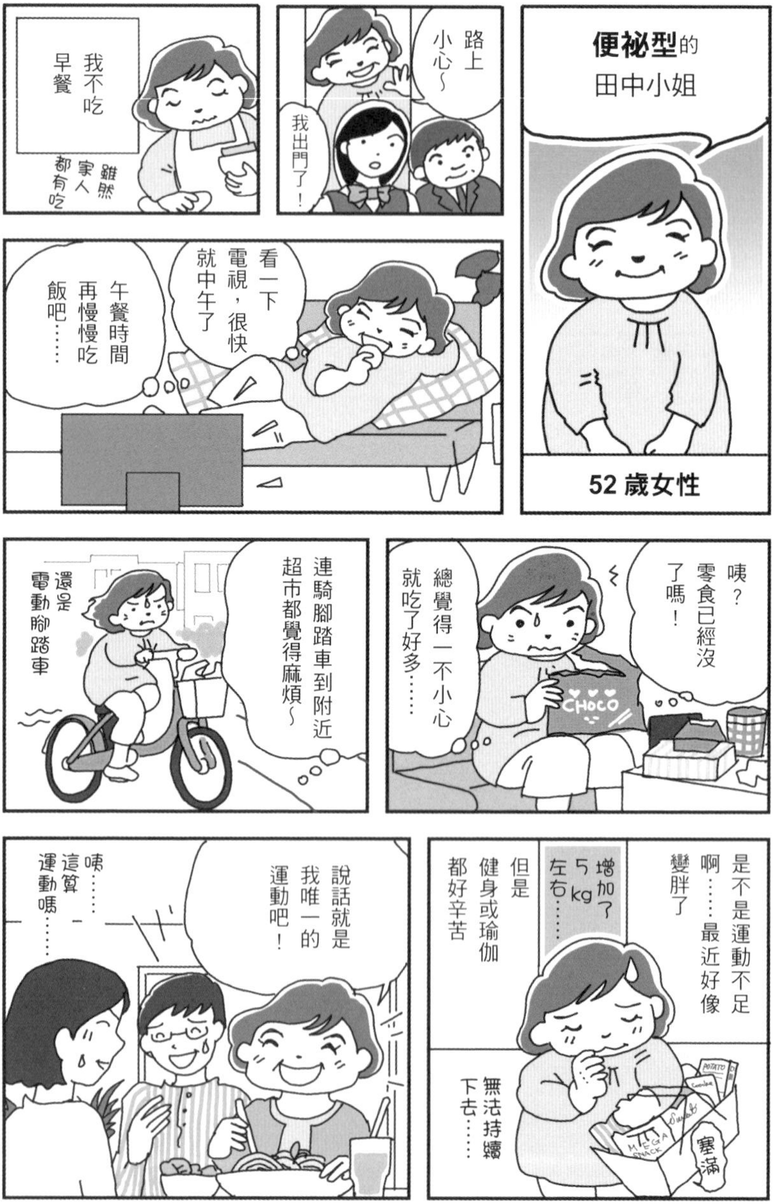
便祕型的
田中小姐
52 歲女性
路上小心~
我出門了!
我不吃早餐
雖然家人都有吃
看一下電視,很快就中午了
午餐時間再慢慢吃飯吧……
咦?零食已經沒了嗎!
CHOCO
總覺得一不小心就吃了好多……
連騎腳踏車到附近超市都覺得麻煩~
還是電動腳踏車
是不是運動不足啊……最近好像變胖了
增加了5kg左右……
但是健身或瑜伽都好辛苦
無法持續下去……
塞滿
說話就是我唯一的運動吧!
咦……這算運動嗎……

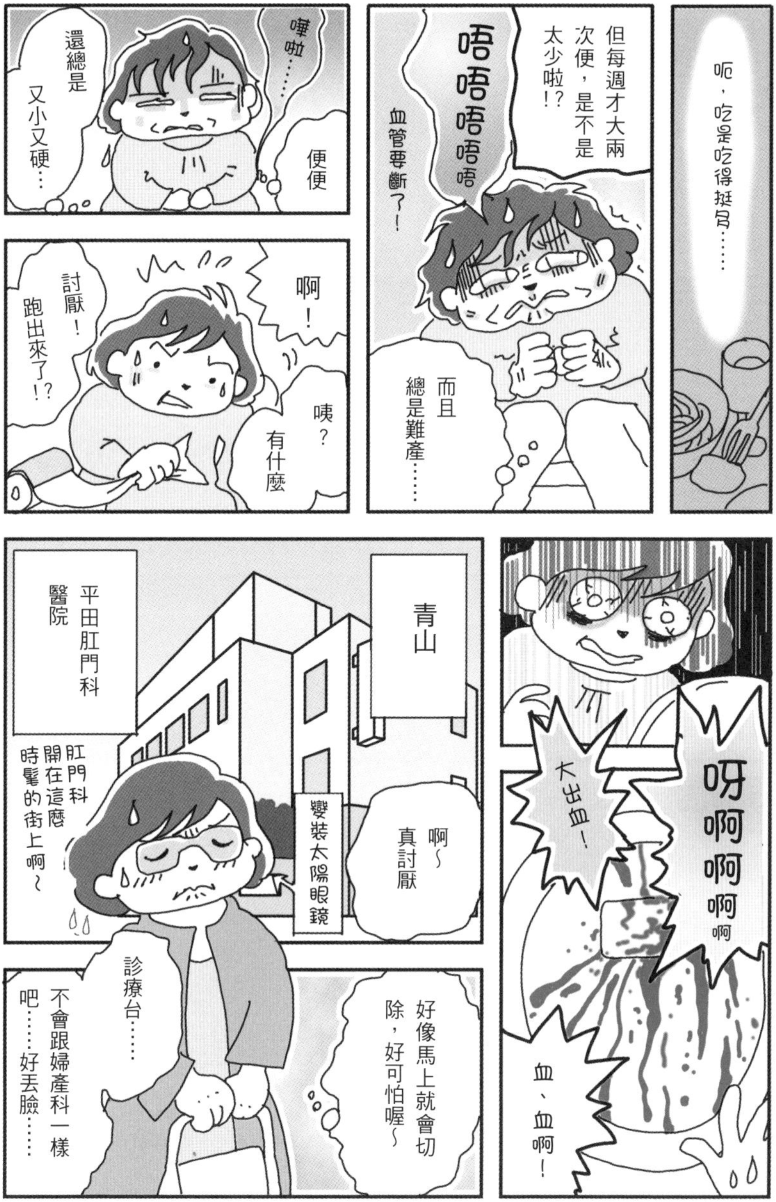
呃，吃是吃得挺多……
但每週才大兩次便，是不是太少啦!?
唔唔唔唔唔
血管要斷了!
而且總是難產……
嘩啦……
便便
還總是又小又硬……
啊!
咦?有什麼
討厭!跑出來了!?
大出血!
呀啊啊啊啊
血、血啊!
青山
平田肛門科醫院
啊~真討厭
變裝太陽眼鏡
肛門科開在這麼時髦的街上啊~
好像馬上就會切除，好可怕喔~
診療台……
不會跟婦產科一樣吧……好丟臉……

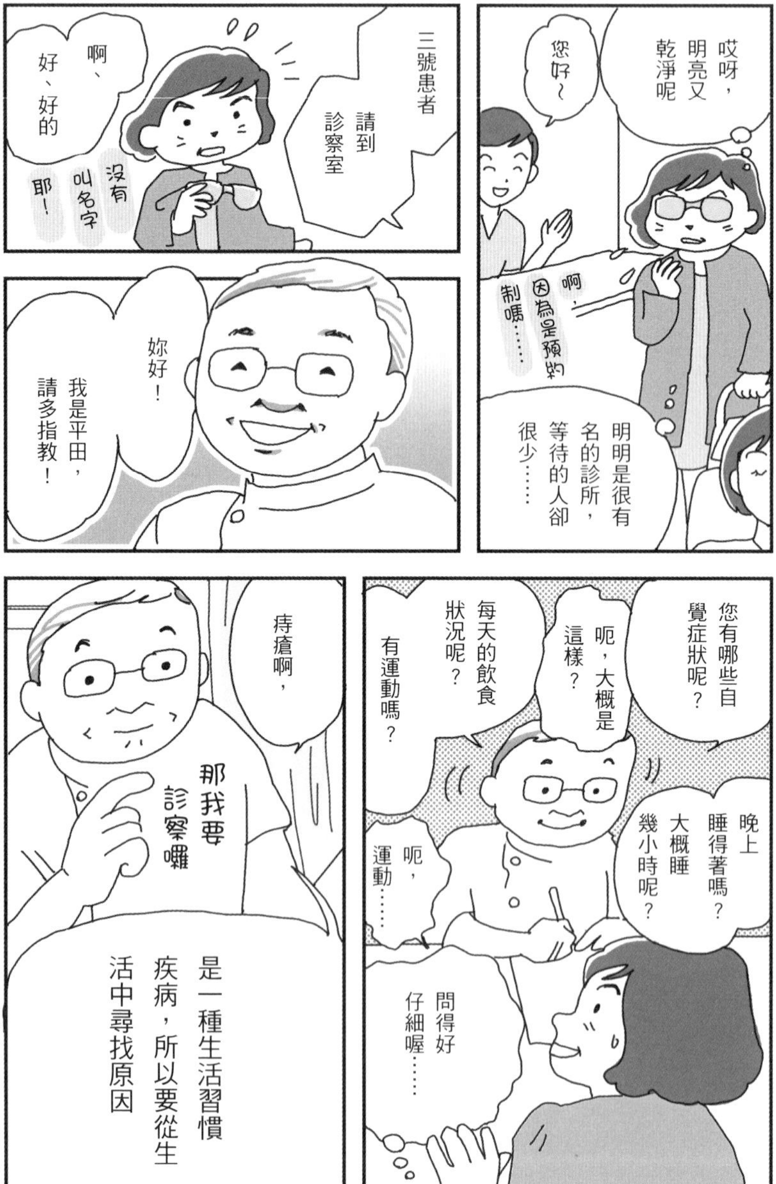
哎呀，明亮又乾淨呢
您好～
啊，因為是預約制嗎……
明明是很有名的診所，等待的人卻很少……
三號患者 請到診察室
啊、好、好的
沒有叫名字耶！
妳好！
我是平田，請多指教！
您有哪些自覺症狀呢？
呃，大概是這樣？
每天的飲食狀況呢？
有運動嗎？
晚上睡得著嗎？大概睡幾小時呢？
呃，運動……
問得好仔細喔……
痔瘡啊，
那我要診察囉
是一種生活習慣疾病，所以要從生活中尋找原因

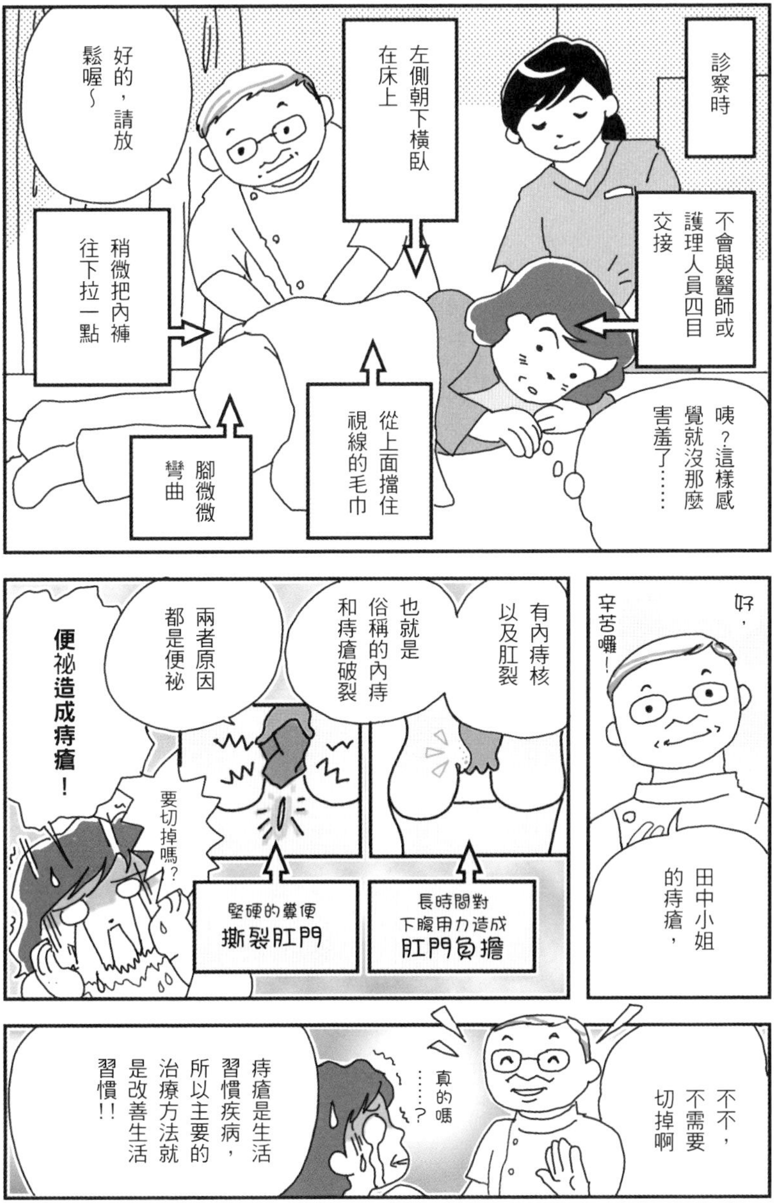
診察時
不會與醫師或護理人員四目交接
左側朝下橫臥在床上
好的，請放鬆喔～
稍微把內褲往下拉一點
從上面擋住視線的毛巾
腳微微彎曲
咦？這樣感覺就沒那麼害羞了……
好，辛苦囉！
田中小姐的痔瘡，
有內痔核以及肛裂
也就是俗稱的內痔和痔瘡破裂
兩者原因都是便祕
長時間對下腹用力造成肛門負擔
堅硬的糞便撕裂肛門
便祕造成痔瘡！
要切掉嗎？
不不，不需要切掉啊
真的嗎……？
痔瘡是生活習慣疾病，所以主要的治療方法就是改善生活習慣！！

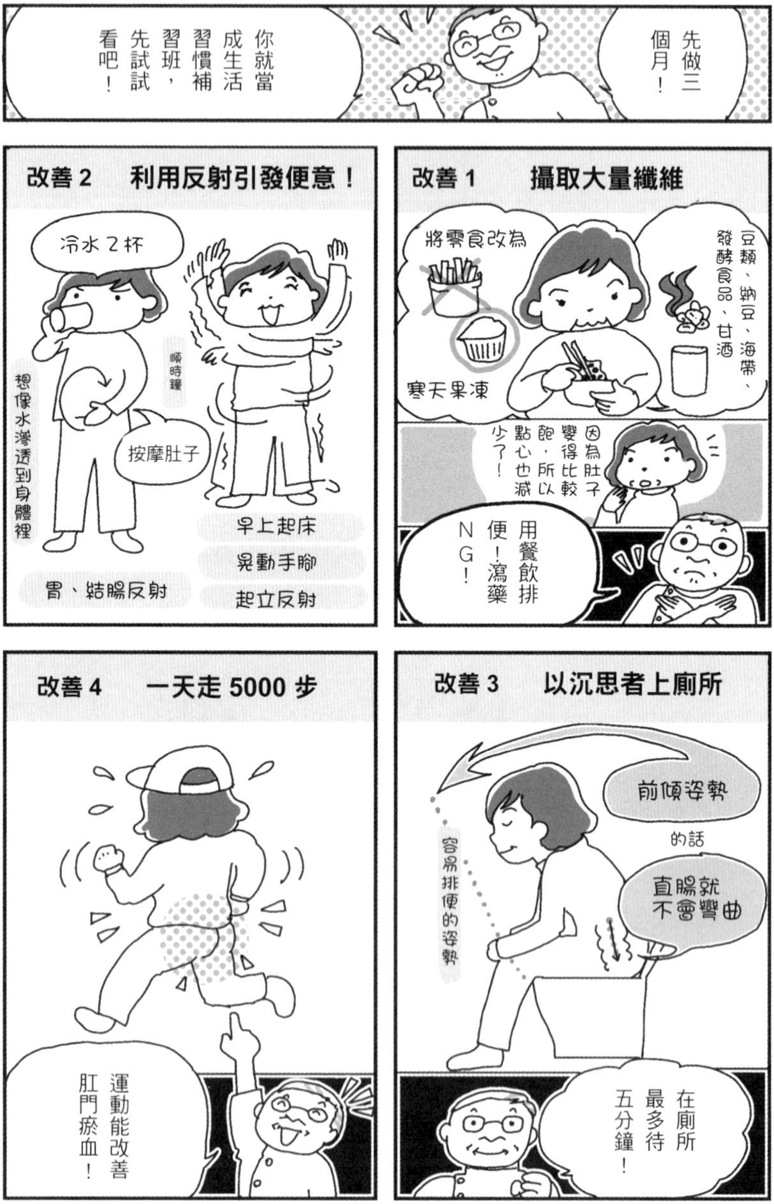
先做三個月！
你就當成生活習慣補習班，先試試看吧！
改善 1　攝取大量纖維
將零食改為
寒天果凍
豆類、納豆、海帶、發酵食品、甘酒
因為肚子變得比較飽，所以點心也減少了！
用餐飲排便！瀉藥NG！
改善 2　利用反射引發便意！
冷水 2 杯
想像水滲透到身體裡
順時鐘
按摩肚子
胃、結腸反射
早上起床
晃動手腳
起立反射
改善 3　以沉思者上廁所
前傾姿勢
的話
直腸就不會彎曲
容易排便的姿勢
在廁所最多待五分鐘！
改善 4　一天走 5000 步
運動能改善肛門瘀血！

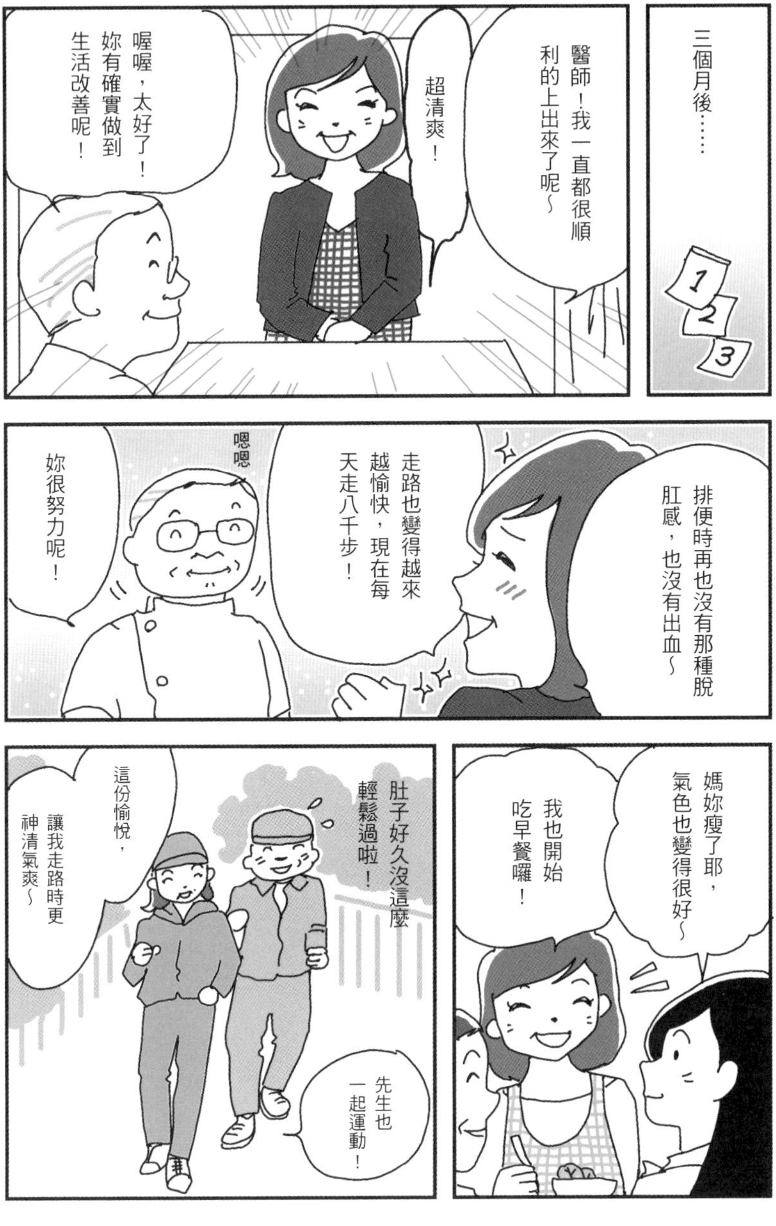
三個月後……
醫師！我一直都很順利的上出來了呢～
超清爽！
喔喔，太好了！妳有確實做到生活改善呢！
排便時再也沒有那種脫肛感，也沒有出血～
走路也變得越來越愉快，現在每天走八千步！
嗯嗯
妳很努力呢！
媽妳瘦了耶，氣色也變得很好～
我也開始吃早餐囉！
肚子好久沒這麼輕鬆過啦！
這份愉悅，讓我走路時更神清氣爽～
先生也一起運動！

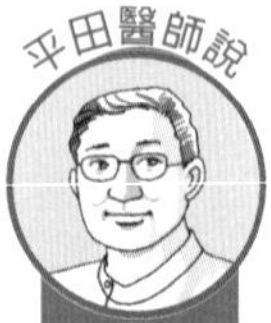

「便祕型就用食物纖維＆運動來改善！」

如果將糞便塗在手上，然後放著不管會如何呢？手上的皮膚應該會發炎、然後變得又紅又腫吧？

會有這種情形，是因為糞便對皮膚來說，是刺激性非常強的物體，而且還含有大量細菌。這樣的糞便就算經常通過直腸和肛門，這些部位也還是沒有受到損傷，是由於有保護身體的「局部免疫」在勤奮工作著。

但是，如果糞便這種刺激性物品堆積在直腸和肛門好幾天的話，局部免疫的工作就會趕不上進度，結果當然會輸給糞便。

一旦發生這種情形，若是肛門還沒發炎，那才真是不可思議呢。

另外，便祕時糞便的硬度會越來越強，所以排便時下腹一定要非常用力，這樣就會對屁股造成更大的負擔。堅硬的糞便通過時，薄弱又纖細的肛門黏膜就很可能會受傷。

由於以上因素，便祕就是痔瘡的最大成因之一。

女性非常容易便祕，因此痔瘡的女性患者比例也比較高。且因為是在臀部發生的疾病，有許多患者非常害羞、不願意前來醫院，結果導致症狀惡化。

請大家不用擔心。如同漫畫中所畫的，大多數的肛門科都會**為了保護患者，而盡可能的維護大家的隱私**。如果能夠早點接受診斷，那麼也會比較快治癒。

就像田中小姐這樣，**要治療痔瘡，最先要解決的問題就是便祕**。

餐飲方面，最重要的就是積極攝取食物纖維。每天的目標大約是20g左右。

請積極的攝取納豆等大豆產品，海藻及穀類，或是味噌、優格等發酵食品也非常不錯。也可以將平常使用的鹽巴換成鹽麴，就能輕鬆攝取食物纖維。

同時，慢慢地增加每天走路的量，排便情況也會越來越好喔。

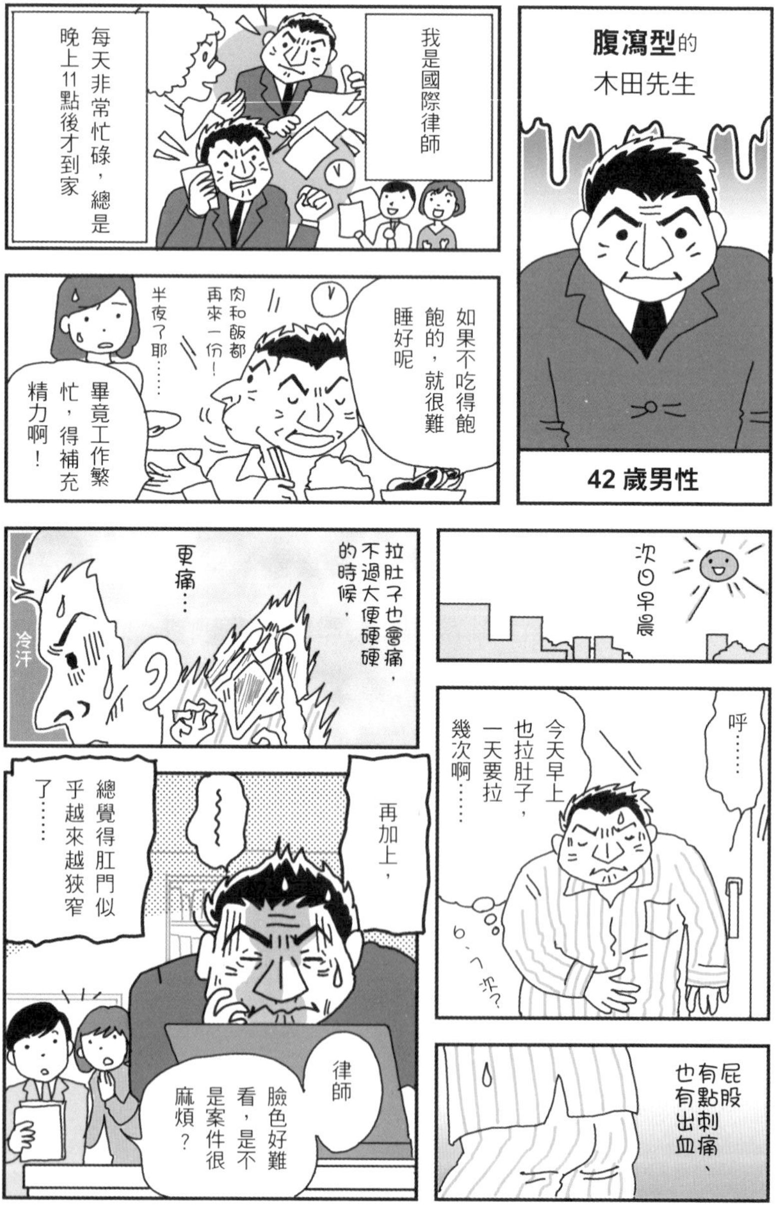
腹瀉型的
木田先生
42 歲男性
我是國際律師
每天非常忙碌，總是晚上11點後才到家
如果不吃得飽飽的，就很難睡好呢
肉和飯都再來一份！
半夜了耶……
畢竟工作繁忙，得補充精力啊！
次日早晨
呼……
今天早上也拉肚子，一天要拉幾次啊……
6、7次？
拉肚子也會痛，不過大便硬硬的時候，
更痛……
冷汗
屁股有點刺痛、也有出血
再加上，
總覺得肛門似乎越來越狹窄了……
律師
臉色好難看，是不是案件很麻煩？

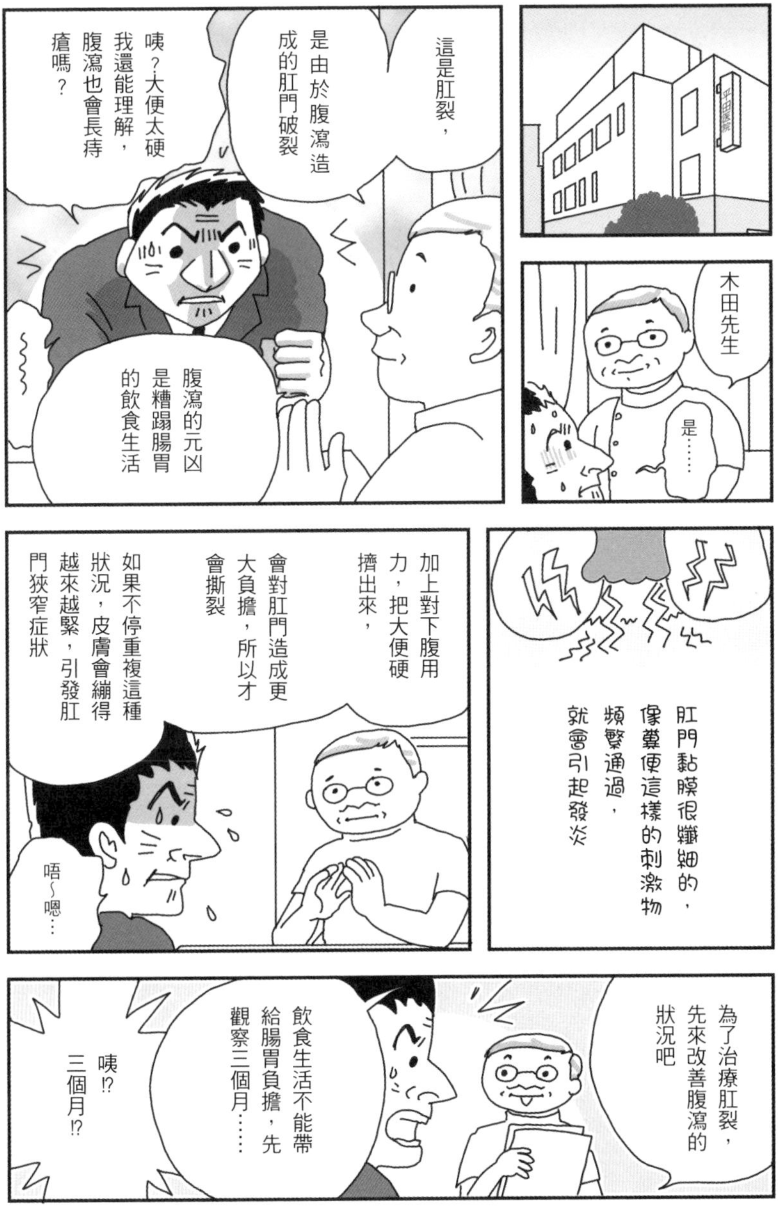
木田先生
是……
這是肛裂，
是由於腹瀉造成的肛門破裂
咦？大便太硬我還能理解，腹瀉也會長痔瘡嗎？
腹瀉的元凶是糟蹋腸胃的飲食生活
肛門黏膜很纖細的，像糞便這樣的刺激物頻繁通過，就會引起發炎
加上對下腹用力，把大便硬擠出來，
會對肛門造成更大負擔，所以才會撕裂
如果不停重複這種狀況，皮膚會繃得越來越緊，引發肛門狹窄症狀
唔～嗯…
為了治療肛裂，先來改善腹瀉的狀況吧
飲食生活不能帶給腸胃負擔，先觀察三個月……
咦⁉
三個月⁉

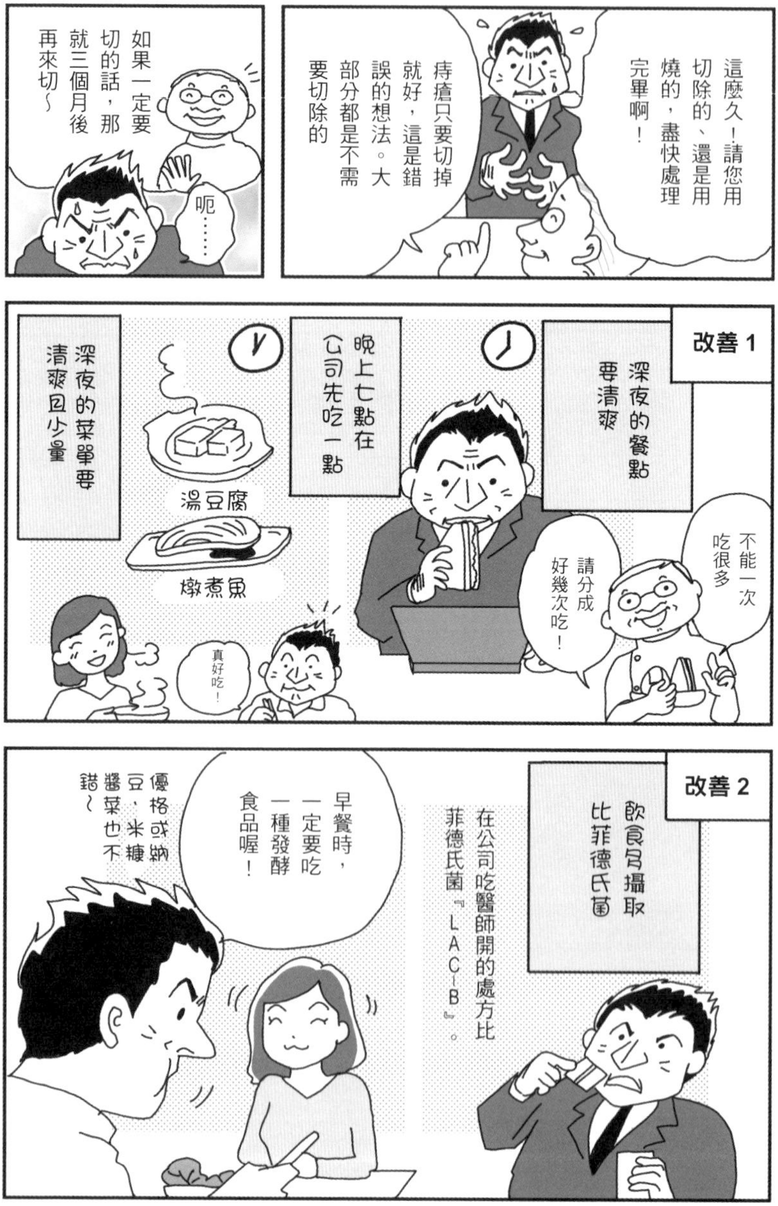
這麼久！請您用切除的、還是用燒的，盡快處理完畢啊！
痔瘡只要切掉就好，這是錯誤的想法。大部分都是不需要切除的
如果一定要切的話，那就三個月後再來切～
呃……
改善 1
深夜的餐點要清爽
不能一次吃很多
請分成好幾次吃！
晚上七點在公司先吃一點
湯豆腐
燉煮魚
深夜的菜單要清爽且少量
真好吃！
改善 2
飲食多攝取比菲德氏菌
在公司吃醫師開的處方比菲德氏菌『LAC-B』。
早餐時，一定要吃一種發酵食品喔！
優格或納豆，米糠醬菜也不錯～

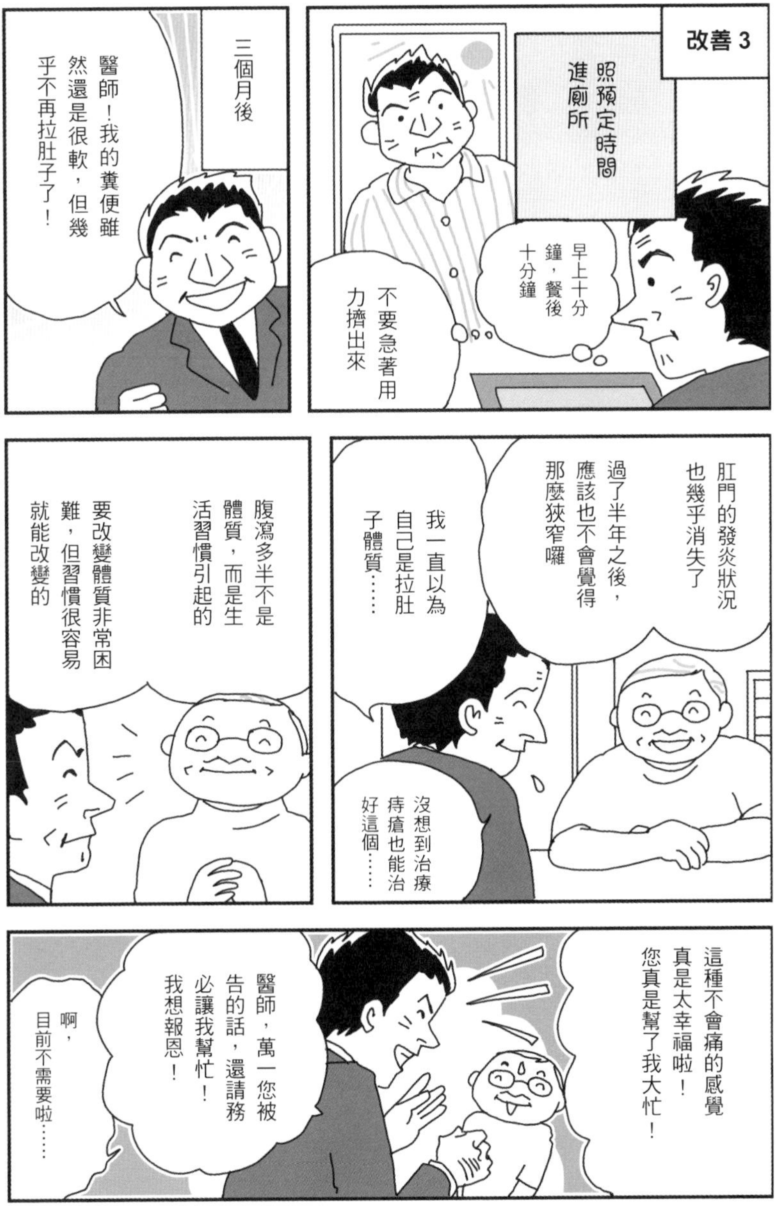
改善 3
照預定時間進廁所
早上十分鐘，餐後十分鐘
不要急著用力擠出來
三個月後
醫師！我的糞便雖然還是很軟，但幾乎不再拉肚子了！
肛門的發炎狀況也幾乎消失了
過了半年之後，應該也不會覺得那麼狹窄囉
我一直以為自己是拉肚子體質……
沒想到治療痔瘡也能治好這個……
腹瀉多半不是體質，而是生活習慣引起的
要改變體質非常困難，但習慣很容易就能改變的
這種不會痛的感覺真是太幸福啦！您真是幫了我大忙！
醫師，萬一您被告的話，還請務必讓我幫忙！我想報恩！
啊，目前不需要啦……

平田醫師說

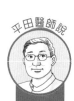

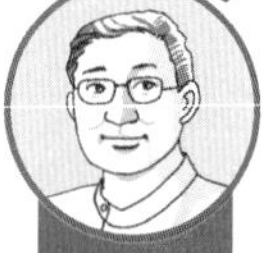

「腹瀉型只要改善飲食，不需要手術就能治癒！」

有許多男性像木田先生這樣，非常容易因為壓力而腹瀉，甚至有不少人是一天中會匆忙進出廁所好幾次的。

雖然這比較不為人知，不過除了便祕以外，其實腹瀉也是屁股的大敵。

腹瀉時糞便會如何排出呢？如果因為焦躁及疼痛而想趕快結束，是不是就會對下腹用力，讓它氣勢十足的排出呢？

糞便這種刺激性物體，頻繁通過此處，就很容易傷及肛門黏膜了，更何況是強烈沖刷，那就很容易引發黏膜撕裂，造成肛裂（痔瘡破裂）了。

像木田先生這種「總覺得好像越來越窄……」的預感，是由於反覆發生肛裂而引起「肛門狹窄」。撕裂的黏膜在痊癒時會拉緊肛門，導致肛門越來越狹窄。

另外，肛門有12個左右叫做肛門腺窩的小洞，如果糞便進入此處，就可能會產生「肛門瘻管」。一旦演變成肛門瘻管，百分之百要進行手術，千萬不可小看。

雖然木田先生說希望馬上進行手術、趕快治好，但其實肛裂的病例，幾乎都不需要手術就能治癒。**而且就算用手術治癒了，如果不改變生活習慣，那只會造成其他地方又引發肛裂而已。**

木田先生由於職業是國際律師，與海外有時差而必須工作到深夜，這點無法改變，但是只要有心，飲食內容馬上就能變更。

如果在三更半夜吃油膩膩的晚餐，當然就會無法消化、造成腹瀉。

事實上，木田先生只改善了飲食，馬上就不再腹瀉，肛裂的問題也靠自癒力治好了。持續正確的生活方式，半年後肛門狹窄狀況也有所改善。

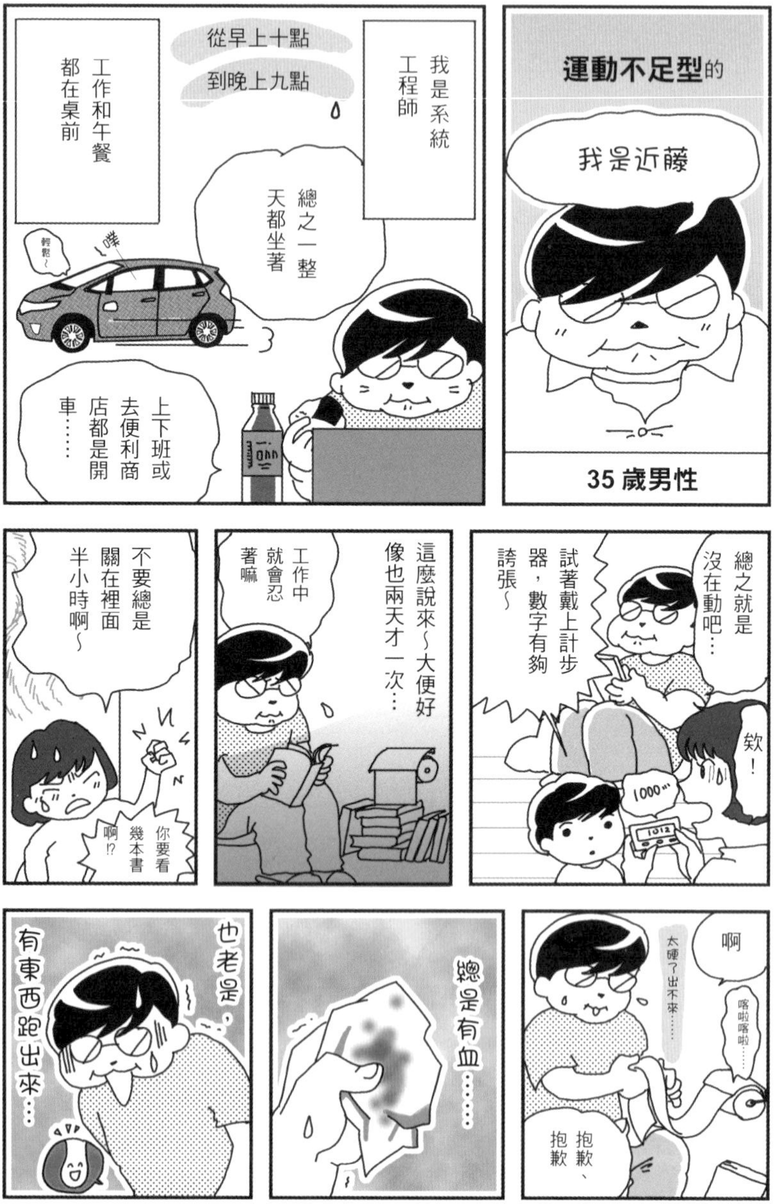
運動不足型的
我是近藤
35 歲男性
我是系統工程師
從早上十點
到晚上九點
工作和午餐都在桌前
總之一整天都坐著
上下班或去便利商店都是開車……
總之就是沒在動吧…
試著戴上計步器，數字有夠誇張～
欸！
1000…
這麼說來～大便好像也兩天才一次…
工作中就會忍著嘛
不要總是關在裡面半小時啊～
你要看幾本書啊⁉
啊
太硬了出不來……
喀啦喀啦……
抱歉、抱歉
總是有血……
也老是，
有東西跑出來…

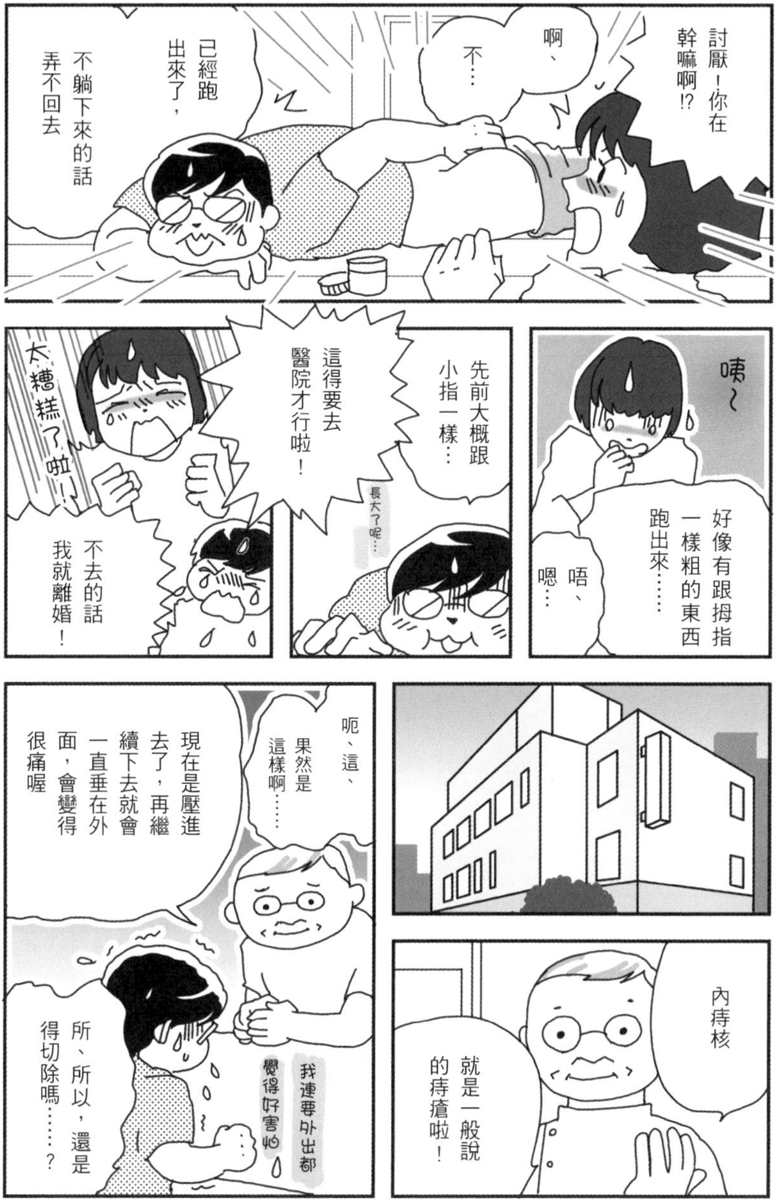
討厭！你在幹嘛啊!?
啊、不…
已經跑出來了，
不躺下來的話弄不回去
咦～
好像有跟拇指一樣粗的東西跑出來……
唔、嗯…
先前大概跟小指一樣…
長大了呢…
這得要去醫院才行啦！
太糟糕了啦！
不去的話我就離婚！
內痔核
就是一般說的痔瘡啦！
呃、這、
果然是這樣啊……
現在是壓進去了，再繼續下去就會一直垂在外面，會變得很痛喔
我連要外出都覺得好害怕
所、所以，還是得切除嗎……？

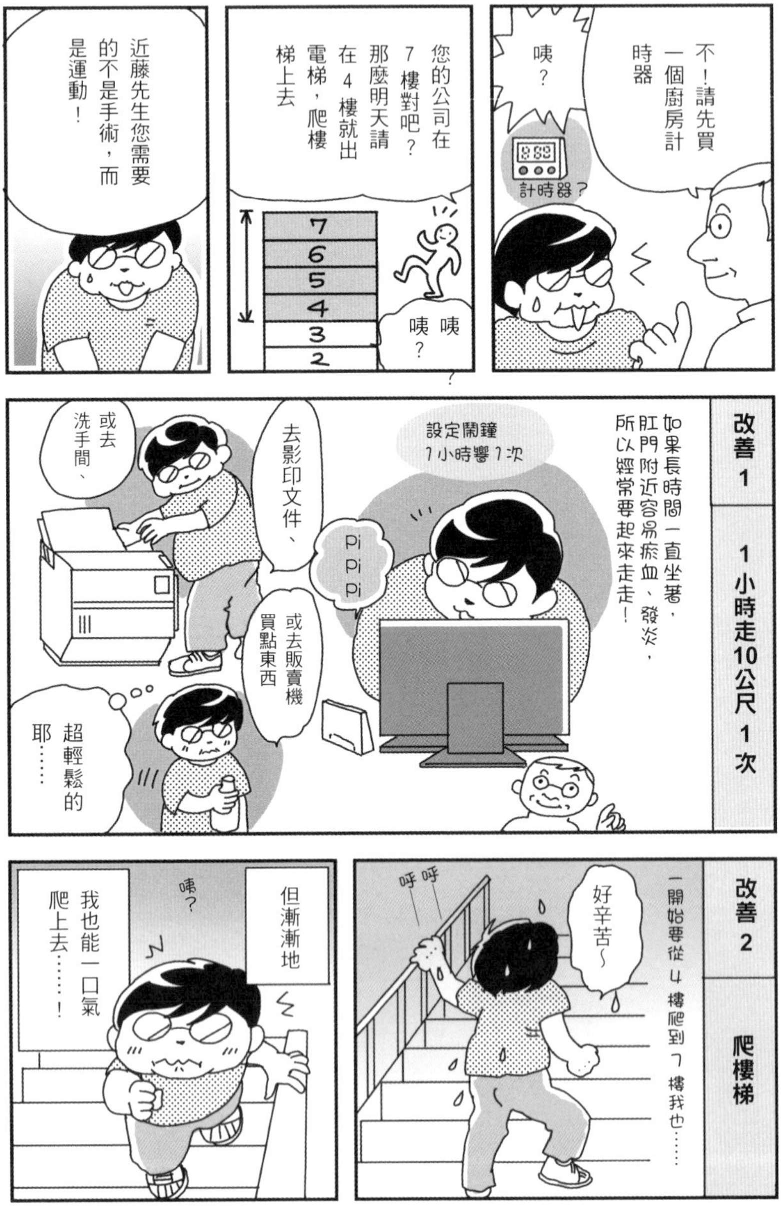
不！請先買一個廚房計時器
咦？
計時器？
您的公司在7樓對吧？那麼明天請在4樓就出電梯，爬樓梯上去
7
6
5
4
3
2
咦咦？？
近藤先生您需要的不是手術，而是運動！
改善1
1小時走10公尺1次
如果長時間一直坐著，肛門附近容易瘀血、發炎，所以經常要起來走走！
設定鬧鐘1小時響1次
Pi Pi Pi
去影印文件、
或去洗手間、
或去販賣機買點東西
超輕鬆的耶……
改善2
爬樓梯
一開始要從4樓爬到7樓我也……
呼呼
好辛苦~
但漸漸地
咦？
我也能一口氣爬上去……！

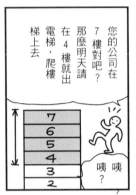

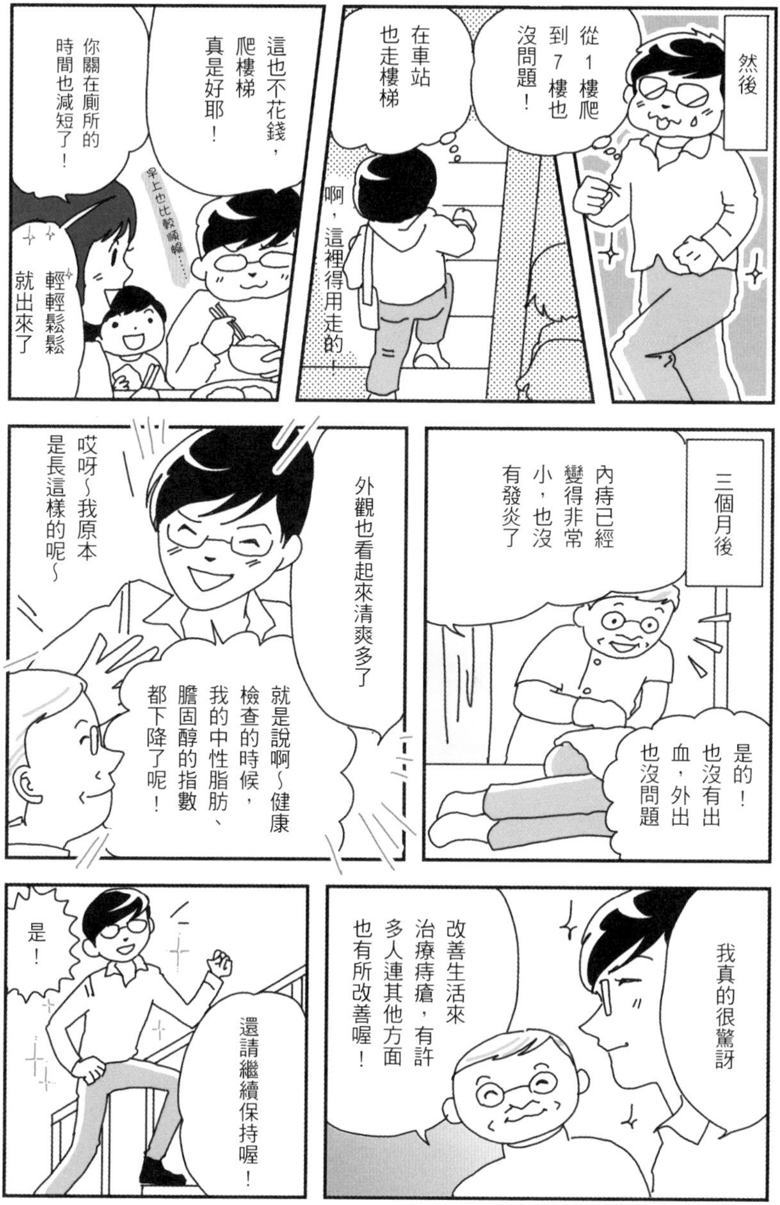
然後
從1樓爬到7樓也沒問題！
在車站也走樓梯
啊，這裡得用走的！
這也不花錢，爬樓梯真是好耶！
你關在廁所的時間也減短了！
早上也比較順暢……
輕輕鬆鬆就出來了
三個月後
內痔已經變得非常小，也沒有發炎了
是的！也沒有出血，外出也沒問題
外觀也看起來清爽多了
就是說啊～健康檢查的時候，我的中性脂肪、膽固醇的指數都下降了呢！
哎呀～我原本是長這樣的呢～
我真的很驚訝
改善生活來治療痔瘡，有許多人連其他方面也有所改善喔！
還請繼續保持喔！
是！

「下點功夫，自然地將運動與生活結合在一起」

像近藤先生這樣的系統工程師，一整天都是坐在辦公桌前吧。如果長時間坐在辦公桌前，**上半身的重量會一直向下壓，導致屁股容易產生瘀血、形成痔瘡。也就是說，運動不足就是痔瘡的重大原因之一。**

話雖如此，在忙碌的日子中，要定期前往健身房之類的，實在是很難持續下去。然而運動最重要的就是定期去做，以及持續做下去。為此，將運動結合到生活當中是最好的。所以才會請近藤先生「從 4 樓走樓梯上 7 樓的辦公室」「1 小時 1 次，站起來走一下」作為治療痔瘡的方式。

如果仔細看看車站當中的人潮，其實不使用手扶梯、而去爬樓梯的中高年齡層者還不少，應該有很多人都是為了健康而走的吧。

爬樓梯會擺動聚集了大條肌肉的腿部，是效率非常高的運動。建議就算只有短時間、負荷非常輕微，養成只要找到機會就動動腳的習慣會比較好。

一開始可能會覺得很麻煩，不過一旦習慣了走路、爬樓梯，難度就會猛然降低，有許多人甚至覺得「不這麼做就覺得不舒服」。**一旦成為習慣，就不需要靠意志力逼身體去動，而是像去刷牙或去洗澡那樣自然，要去運動是件理所當然的事情。**

一旦開始運動、又或者是改變飲食生活，這類生活習慣改善之後，並不只是便祕或者腹瀉、痔瘡的情況會有所改善。**有許多患者連血壓、血糖值等數值都會改善，甚至還有許多乾眼症、腰痛等症狀也減緩的人。像近藤先生這樣越來越瘦的人，也並不少見呢！**

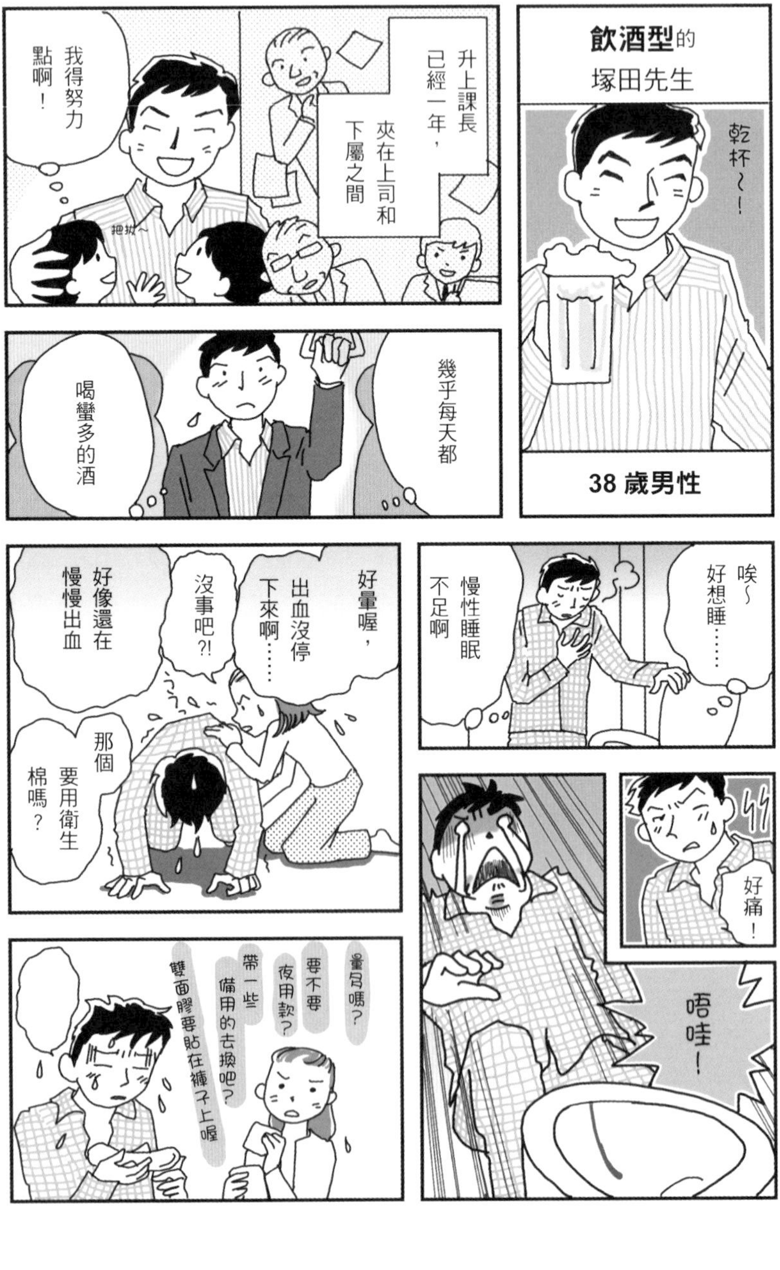
飲酒型的
塚田先生
乾杯～！
38歲男性
升上課長已經一年，夾在上司和下屬之間
我得努力點啊！
把拔～
幾乎每天都
喝蠻多的酒
唉～好想睡……
慢性睡眠不足啊
好痛！
唔哇！
好暈喔，出血沒停下來啊……
沒事吧?!
好像還在慢慢出血
那個要用衛生棉嗎？
量多嗎？
要不要夜用款？
帶一些備用的去換吧？
雙面膠要貼在褲子上喔

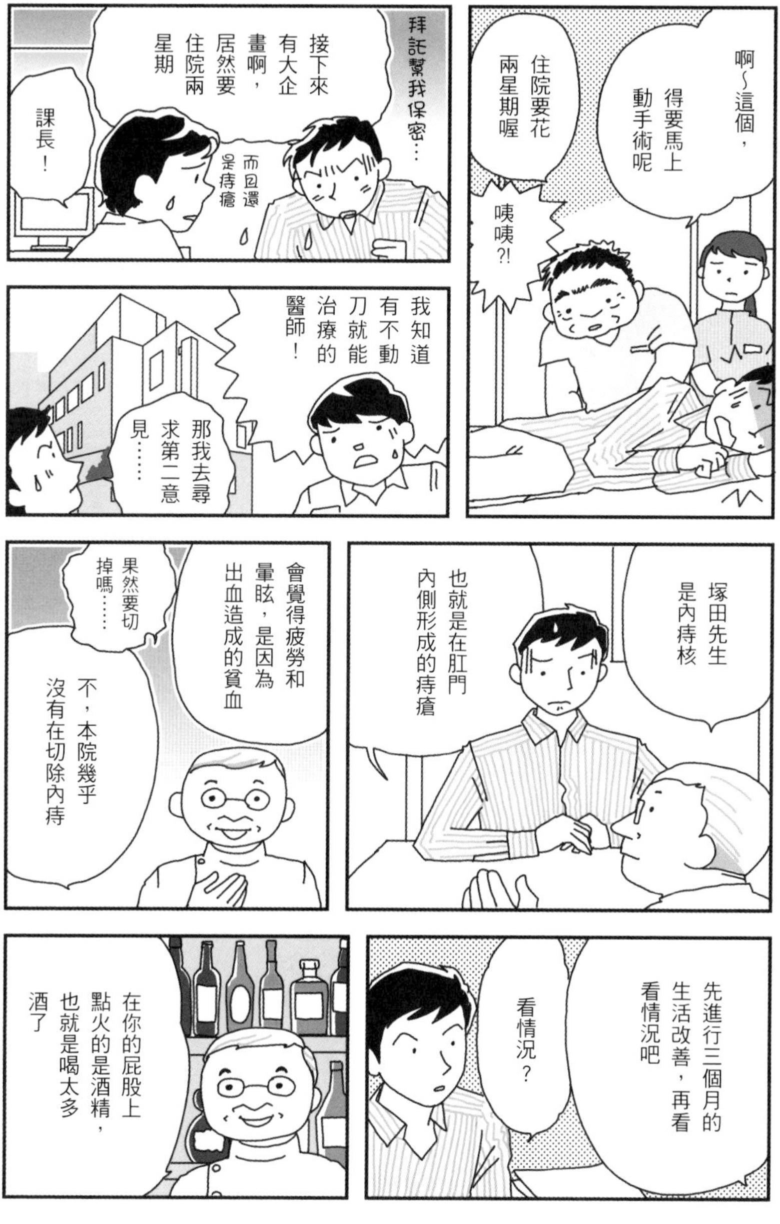
啊～這個，得要馬上動手術呢
住院要花兩星期喔
咦咦?!
拜託幫我保密…
接下來有大企畫啊，居然要住院兩星期
而且還是痔瘡
課長！
我知道有不動刀就能治療的醫師！
那我去尋求第二意見……
塚田先生是內痔核
也就是在肛門內側形成的痔瘡
會覺得疲勞和暈眩，是因為出血造成的貧血
果然要切掉嗎……
不，本院幾乎沒有在切除內痔
先進行三個月的生活改善，再看看情況吧
看情況？
在你的屁股上點火的是酒精，也就是喝太多酒了

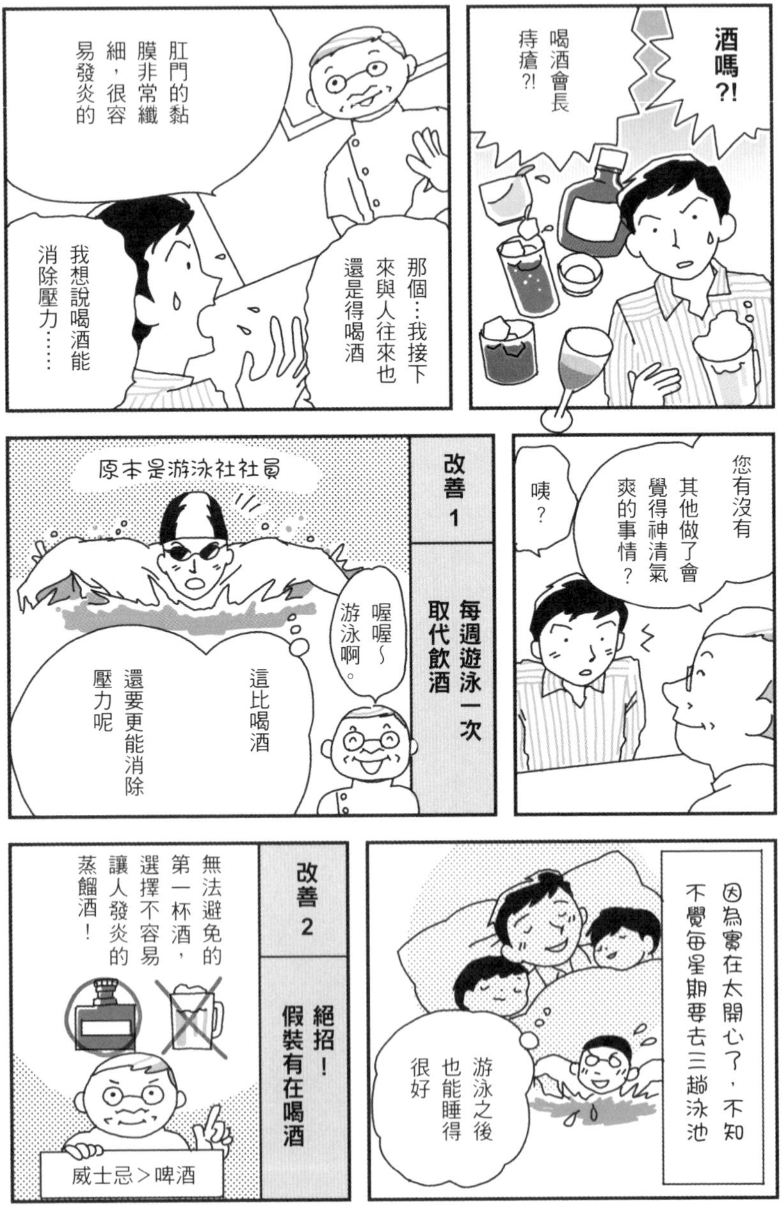
酒嗎?!
喝酒會長痔瘡?!
肛門的黏膜非常纖細，很容易發炎的
那個…我接下來與人往來也還是得喝酒
我想說喝酒能消除壓力……
您有沒有其他做了會覺得神清氣爽的事情？
咦？
改善1
每週游泳一次取代飲酒
原本是游泳社社員
喔喔～游泳啊。
這比喝酒還要更能消除壓力呢
因為實在太開心了，不知不覺每星期要去三趟泳池
游泳之後也能睡得很好
改善2
絕招！假裝有在喝酒
無法避免的第一杯酒，選擇不容易讓人發炎的蒸餾酒！
威士忌＞啤酒

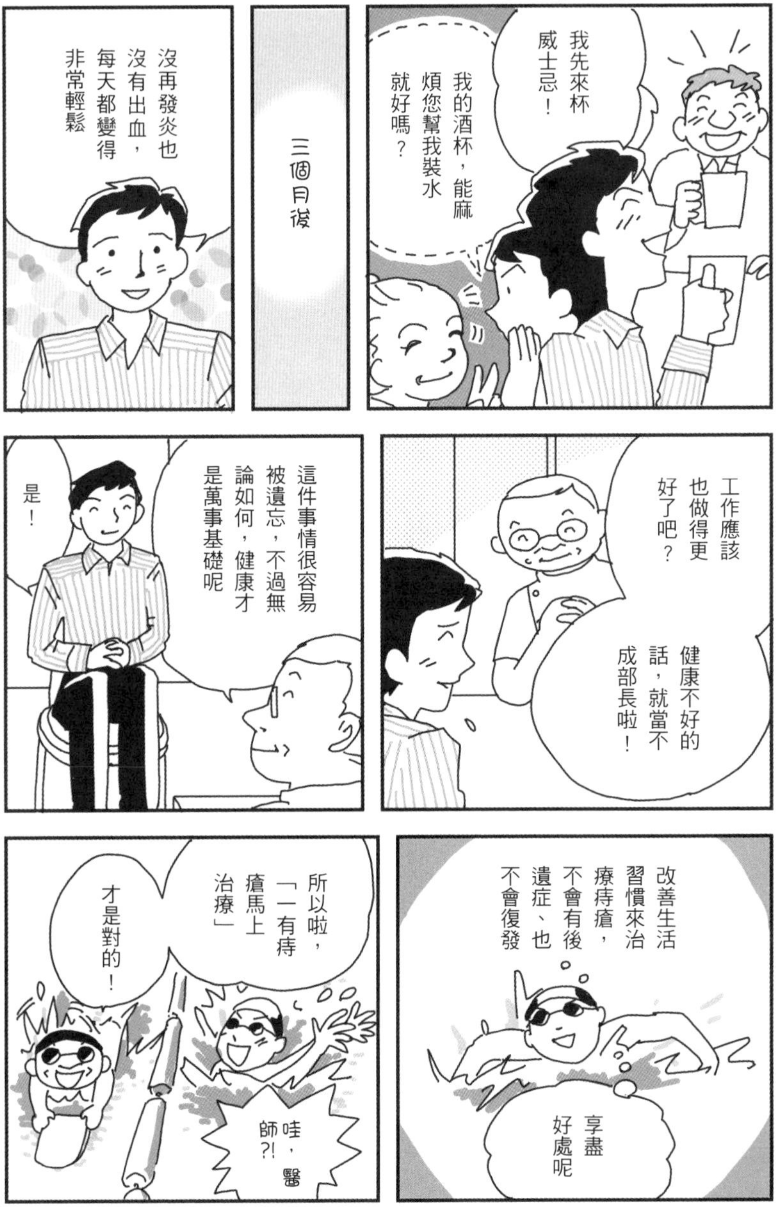
我先來杯威士忌！
我的酒杯，能麻煩您幫我裝水就好嗎？
三個月後
沒再發炎也沒有出血，每天都變得非常輕鬆
工作應該也做得更好了吧？
健康不好的話，就當不成部長啦！
這件事情很容易被遺忘，不過無論如何，健康才是萬事基礎呢
是！
改善生活習慣來治療痔瘡，不會有後遺症、也不會復發
享盡好處呢
所以啦，「一有痔瘡馬上治療」
才是對的！
哇，醫師?!

平田醫師說

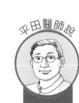

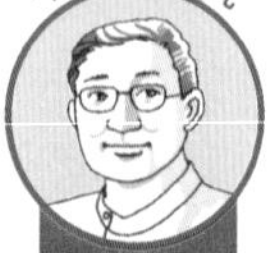

「飲酒型就好好控制飲酒方式！」

塚田先生在無法止血後，才慌張前來本院，內痔有許多這樣的病例。由於**內痔並不會疼痛，有許多人都是在出血或者脫肛之後，才發現自己有痔瘡。**由於出血量太大，所以塚田先生的太太建議他使用衛生棉。其實似乎有不少男性痔瘡患者都會偷偷使用衛生棉，聽說是因為能成為緩衝坐墊，緩和坐下時的疼痛。

塚田先生一開始去的醫院，診斷結果是「要立即進行手術」。的確偶爾也會有需要立即動刀的症狀，不過**痔核或著肛裂，幾乎沒有病例是需要馬上動手術的。**大部分的患者，只要改善生活以及投藥三個月觀察狀況，幾乎都會轉好。

如果去醫師卻就被告知要馬上動手術，應該會覺得「這下糟糕了」而十分慌張吧？但是，如果記得痔瘡並不會需要動緊急手術，那應該就能夠冷靜應對才是。**請先深呼吸，然後詢問醫師：「是什麼樣的症狀呢？」「為何需要進行手術」這些問題**。另外，也可以像塚田先生這樣，去諮詢其他醫療機關的意見。

關於酒，如果能不喝當然是最好的，但要完全不喝，想來也非常困難。會造成發炎的物質為「生物鹼」，在紅酒或日本酒等釀造酒當中都含有這種成分。但蒸餾酒因為不含這種成分，所以也許會比較好一些。但是，還請留心絕對不能喝過量，否則第二天絕對會嘗到苦果。

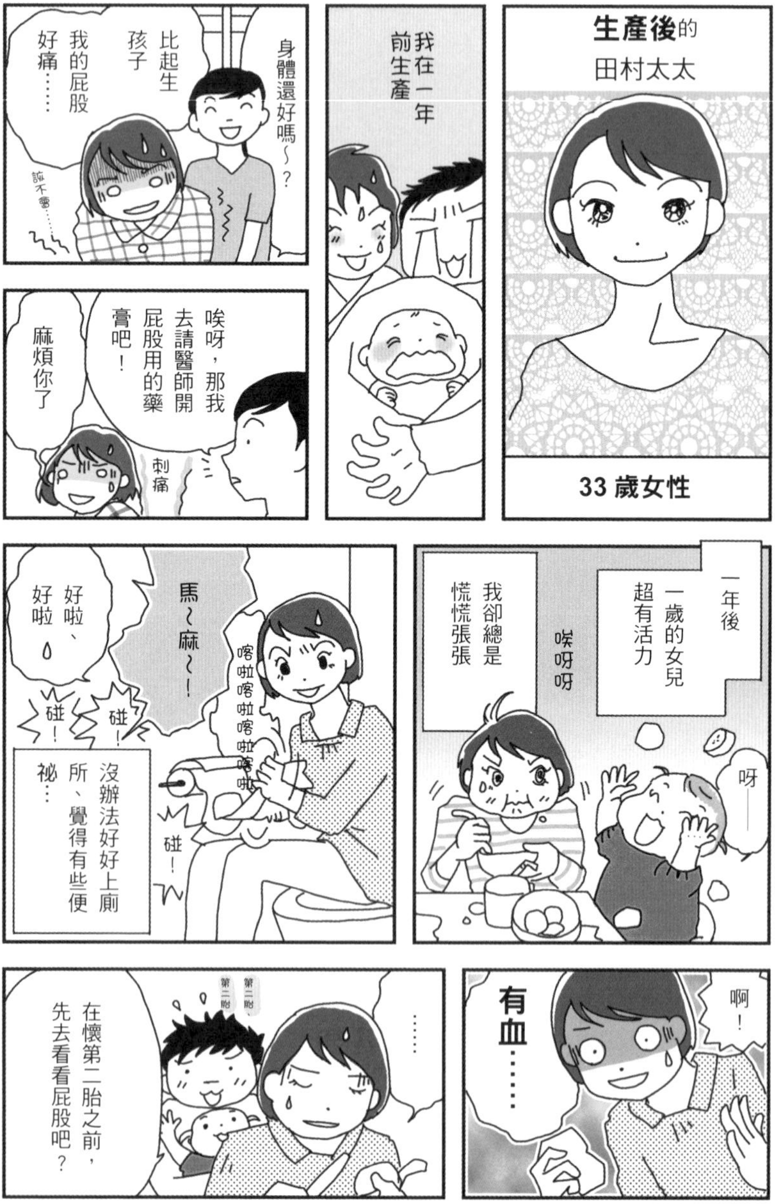
生產後的
田村太太
33 歲女性
我在一年前生產
身體還好嗎～？
比起生孩子
我的屁股好痛……
說不會……
唉呀，那我去請醫師開屁股用的藥膏吧！
刺痛
麻煩你了
一年後
一歲的女兒超有活力
我卻總是慌慌張張
唉呀呀
呀——
馬～麻～！
喀啦喀啦喀啦喀啦
好啦、好啦
碰！
碰！
碰！
沒辦法好好上廁所、覺得有些便祕…
啊！
有血……
……
第二胎、
第二胎
在懷第二胎之前，先去看看屁股吧？

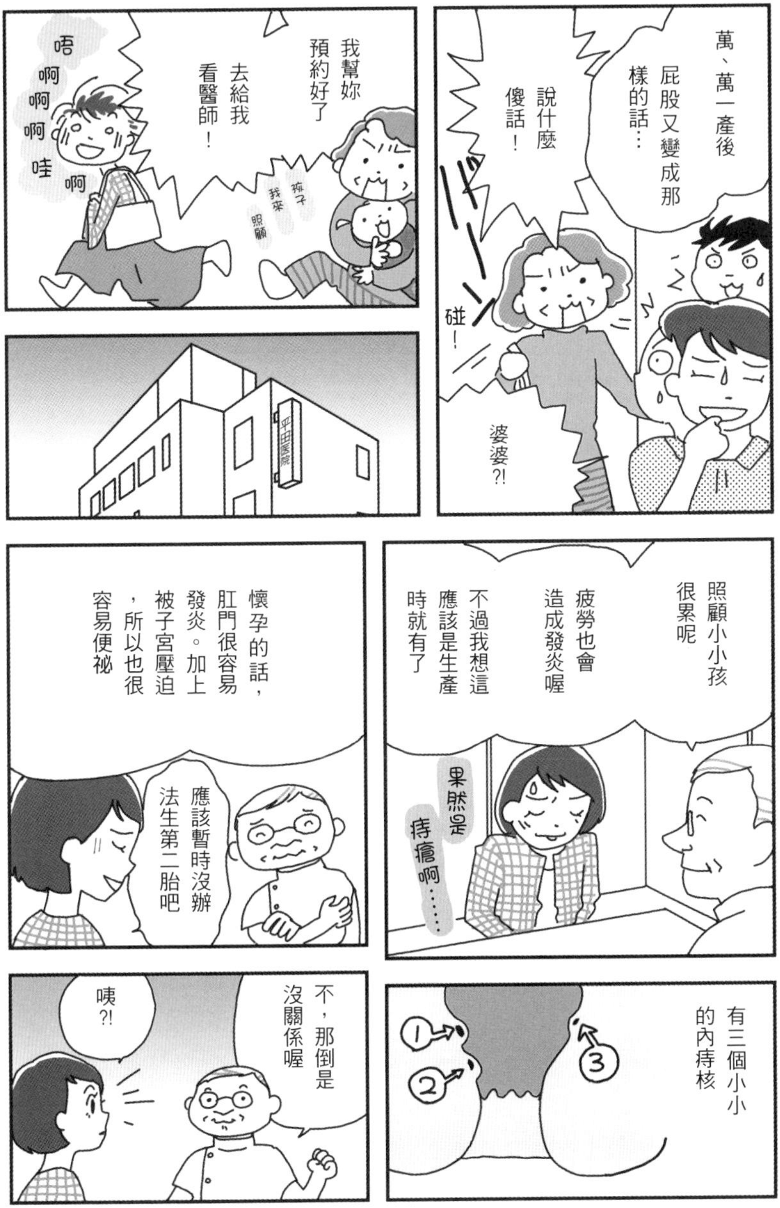
萬、萬一產後屁股又變成那樣的話…
說什麼傻話！
碰！
婆婆?!
我幫妳預約好了
去給我看醫師！
孩子我來照顧
唔啊啊啊哇啊
平田医院
照顧小小孩很累呢
疲勞也會造成發炎喔
不過我想這應該是生產時就有了
果然是痔瘡啊……
懷孕的話，肛門很容易發炎。加上被子宮壓迫，所以也很容易便祕
應該暫時沒辦法生第二胎吧
有三個小小的內痔核
1
2
3
不，那倒是沒關係喔
咦?!

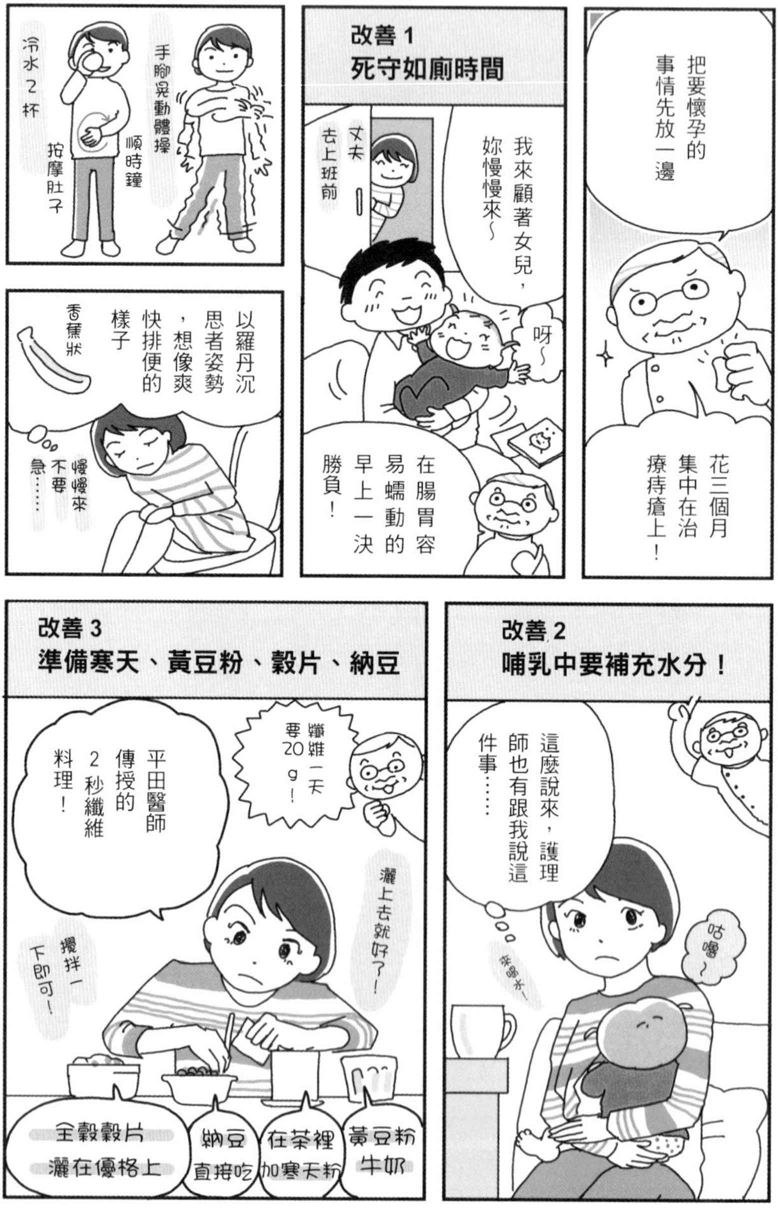
把要懷孕的事情先放一邊
花三個月集中在治療痔瘡上！
改善 1
死守如廁時間
丈夫去上班前——
我來顧著女兒，妳慢慢來～
呀～
在腸胃容易蠕動的早上一決勝負！
冷水 2 杯
按摩肚子
順時鐘
手腳晃動體操
以羅丹沉思者姿勢，想像爽快排便的樣子
香蕉狀
慢慢來不要急……
改善 2
哺乳中要補充水分！
這麼說來，護理師也有跟我說這件事……
來喝水、
咕嚕～
改善 3
準備寒天、黃豆粉、穀片、納豆
纖維一天要 20g！
平田醫師傳授的 2 秒纖維料理！
灑上去就好了！
攪拌一下即可！
全穀穀片灑在優格上
納豆直接吃
在茶裡加寒天粉
黃豆粉牛奶

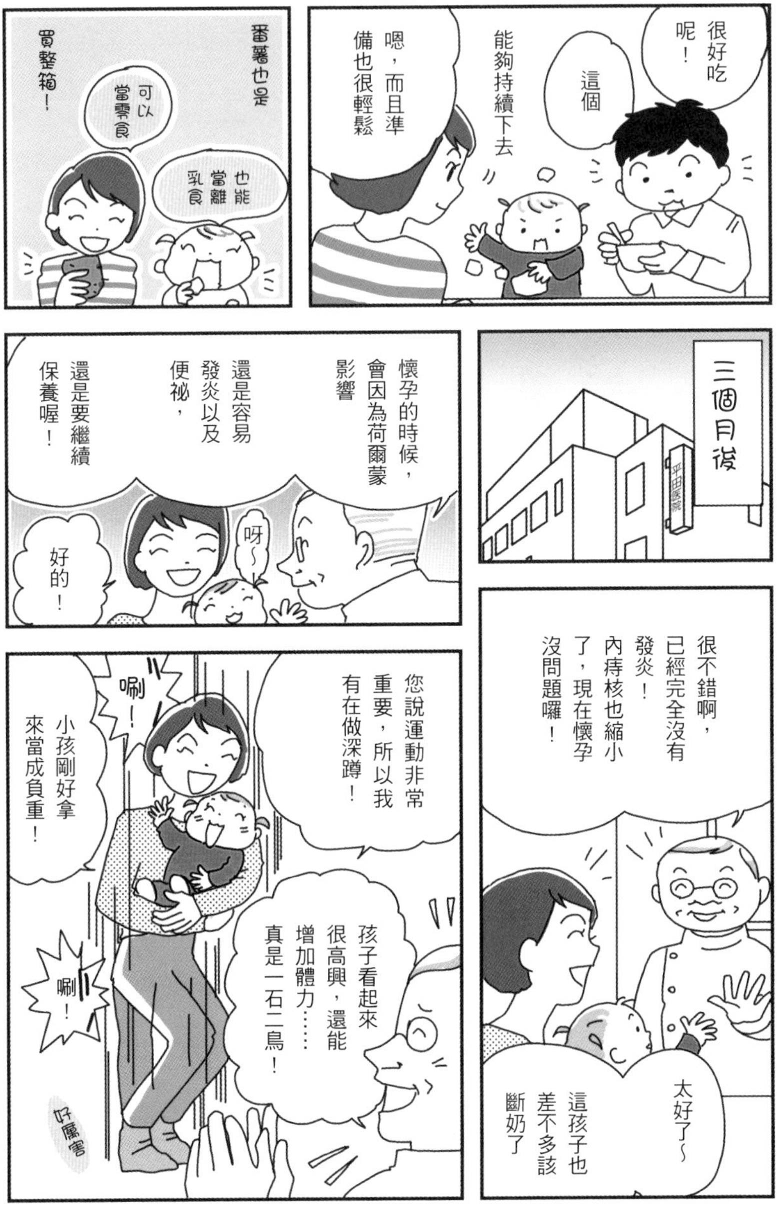
很好吃呢！
這個
能夠持續下去
嗯，而且準備也很輕鬆
番薯也是
可以當零食
也能當離乳食
買整箱！
三個月後
平田醫院
懷孕的時候，會因為荷爾蒙影響
還是容易發炎以及便祕，
還是要繼續保養喔！
呀～
好的！
很不錯啊，已經完全沒有發炎！內痔核也縮小了，現在懷孕沒問題囉！
太好了～
這孩子也差不多該斷奶了
您說運動非常重要，所以我有在做深蹲！
唰！
小孩剛好拿來當成負重！
孩子看起來很高興，還能增加體力……真是一石二鳥！
唰！
好厲害

平田醫師說

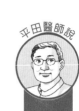

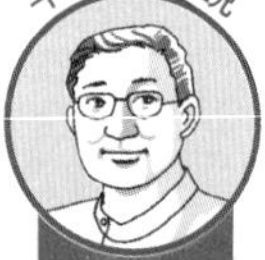

「調整生活節奏，務必維持如廁時間！」

有許多女性像田村太太這樣，由於懷孕、生產因而引發痔瘡。這是由於**懷孕中子宮越來越大，會壓迫下大靜脈，導致肛門和直腸周邊的細小靜脈產生瘀血，也就容易形成痔瘡了。**

另外，懷孕中荷爾蒙的平衡狀態改變，可能也會引發肛門黏膜發炎；而運動不足也就容易便祕。再加上生產時會擠壓下腹，也很容易導致脫肛。

而在生產後，成天忙於照顧孩子，也很容易就拖著沒去上廁所。如果忍耐自己的便意，就可能會造成「直腸性便祕」。

一般來說，當糞便下到直腸的時候，會有個「現在來排便吧」的訊號，**但是忍耐的話，這個訊號之後就會被屏蔽**。如此一來就不會再感受到便意，進而引發嚴重的便祕。因此我才請田村太太將如廁時間安排在早上，丈夫尚未出門前。

也請她在如廁時，想像暢快解放的成功體驗，這效果真是好到難以說明。**如果能夠將「這樣做就能排便」的成功體驗內化，這件事情就會變得理所當然。**

另外，由於田村太太養育孩子十分忙碌，因此告知她一些能夠簡單攝取食物纖維的方法。

早餐當中的全穀穀片（1 餐 40 g）的食物纖維量為 11 g。午餐當中的黃豆粉牛奶（黃豆粉 3 大匙）為 3 g。加了寒天粉 1 小匙（4 g）的茶有 3 g。晚餐加上一盒納豆有 3 g。這樣一天吃下的食物纖維合計就有 20 g。

這樣的量就不會太過勉強，應該能夠輕鬆加入每天三餐中吧。

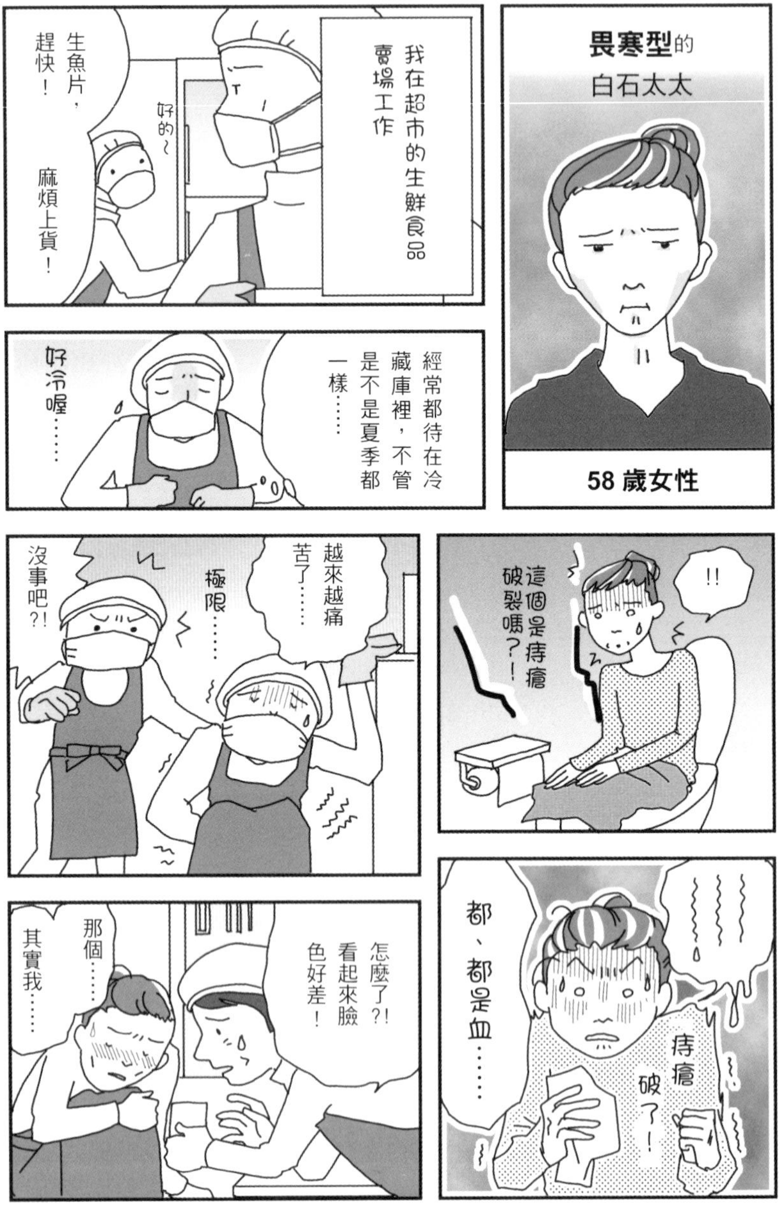
畏寒型的
白石太太
58 歲女性
我在超市的生鮮食品賣場工作
生魚片，趕快！
好的～
麻煩上貨！
經常都待在冷藏庫裡，不管是不是夏季都一樣……
好冷喔……
!!
這個是痔瘡破裂嗎？！
都、都是血……
痔瘡破了！
越來越痛苦了……
極限……
沒事吧?!
怎麼了?!看起來臉色好差！
那個……
其實我……

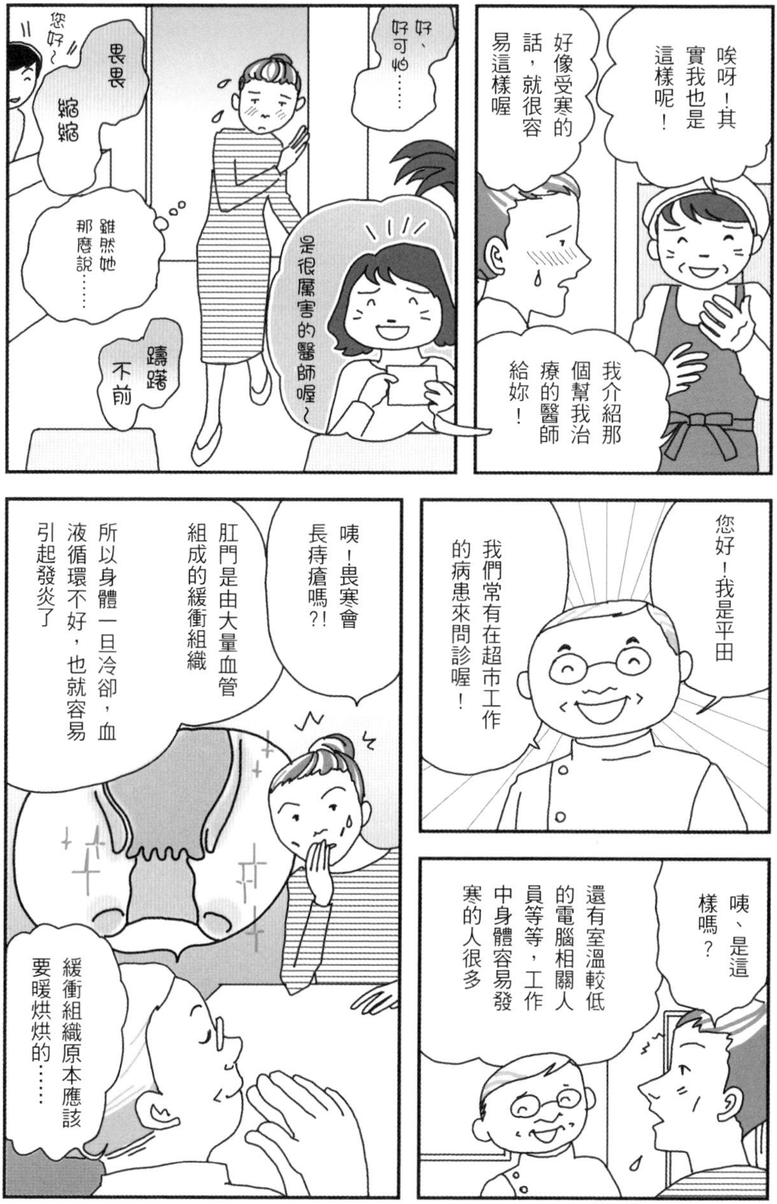
唉呀！其實我也是這樣呢！
好像受寒的話，就很容易這樣喔
我介紹那個幫我治療的醫師給妳！
好、好可怕……
是很厲害的醫師喔～
您好～
畏畏 縮縮
雖然她那麼說……
躊躇不前
您好！我是平田
我們常有在超市工作的病患來問診喔！
咦、是這樣嗎？
還有室溫較低的電腦相關人員等等，工作中身體容易發寒的人很多
咦！畏寒會長痔瘡嗎?!
肛門是由大量血管組成的緩衝組織
所以身體一旦冷卻，血液循環不好，也就容易引起發炎了
緩衝組織原本應該要暖烘烘的……

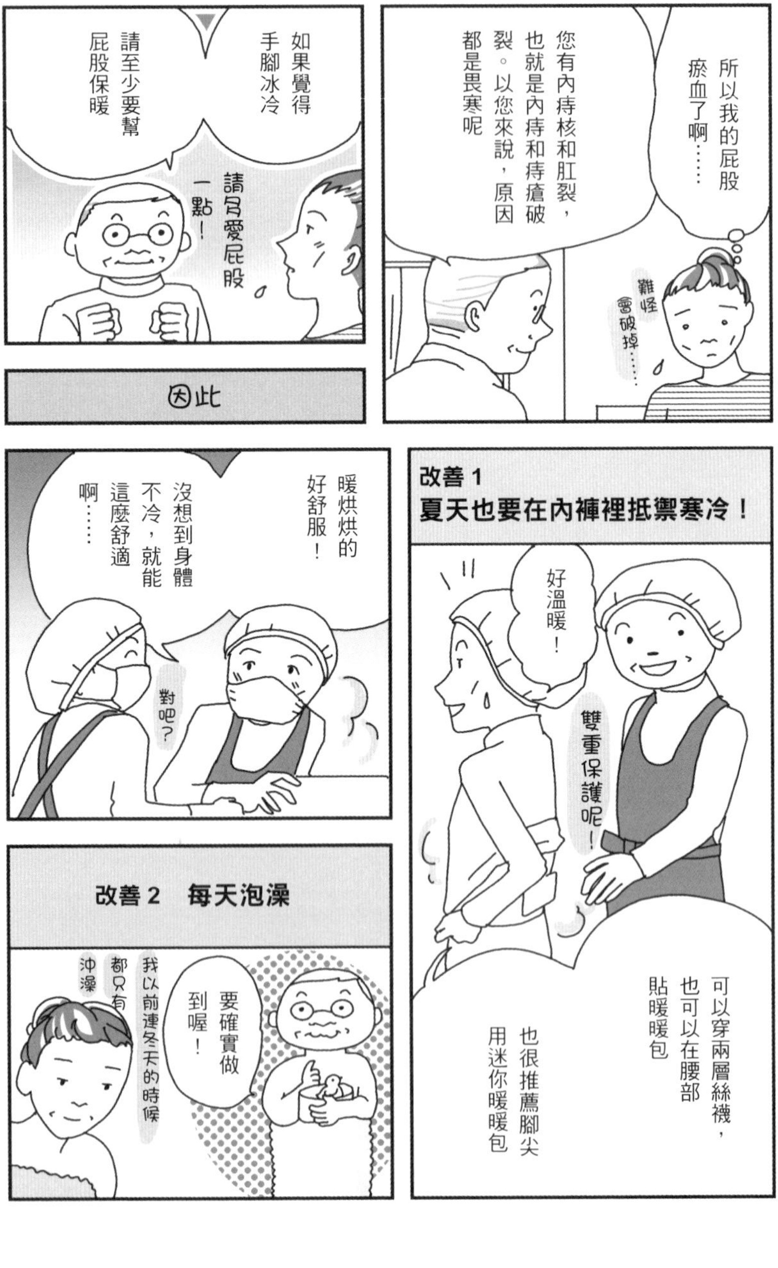
所以我的屁股瘀血了啊……
您有內痔核和肛裂，也就是內痔和痔瘡破裂。以您來說，原因都是畏寒呢
難怪會破掉……
如果覺得手腳冰冷
請至少要幫屁股保暖
請多愛屁股一點！
因此
改善 1
夏天也要在內褲裡抵禦寒冷！
好溫暖！
雙重保護呢！
可以穿兩層絲襪，也可以在腰部貼暖暖包
也很推薦腳尖用迷你暖暖包
暖烘烘的好舒服！
沒想到身體不冷，就能這麼舒適啊……
對吧？
改善 2　每天泡澡
要確實做到喔！
我以前連冬天的時候都只有沖澡

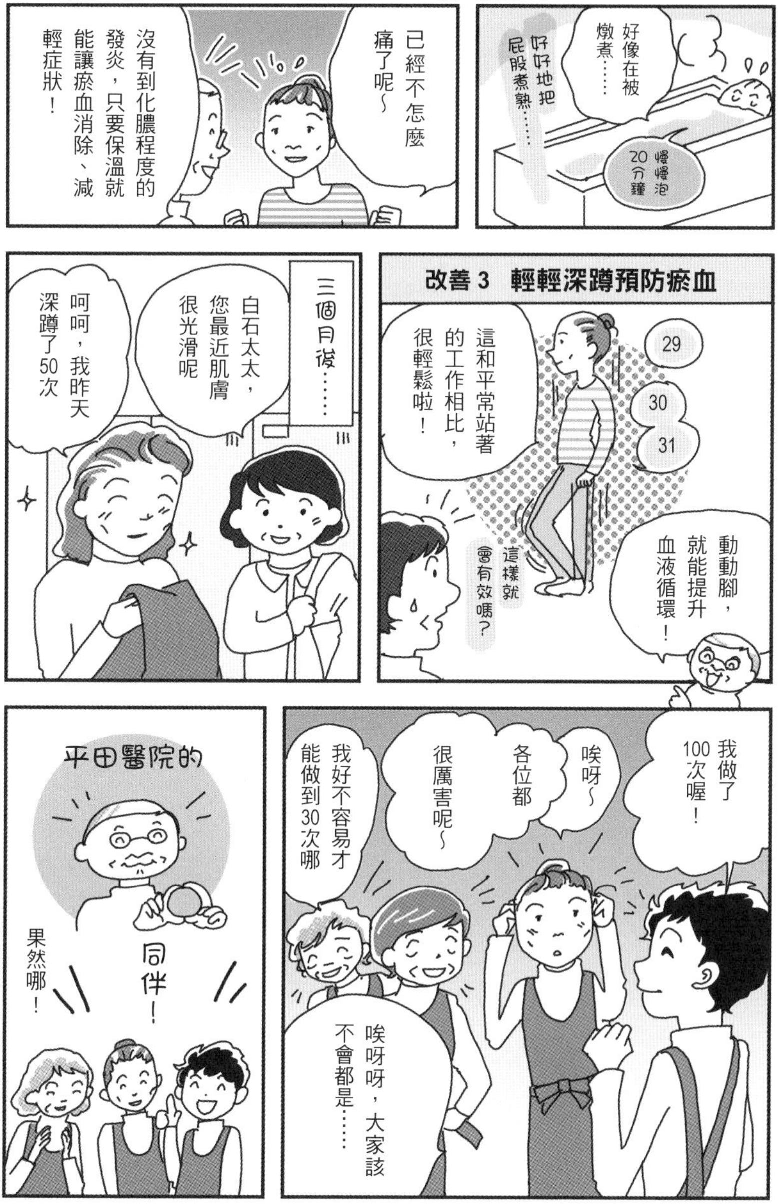
好像在被燉煮……
好好地把屁股煮熟……
慢慢泡20分鐘
已經不怎麼痛了呢～
沒有到化膿程度的發炎，只要保溫就能讓瘀血消除、減輕症狀！
改善3　輕輕深蹲預防瘀血
29
30
31
這和平常站著的工作相比，很輕鬆啦！
這樣就會有效嗎？
動動腳，就能提升血液循環！
三個月後……
白石太太，您最近肌膚很光滑呢
呵呵，我昨天深蹲了50次
我做了100次喔！
唉呀～
各位都很厲害呢～
我好不容易才能做到30次哪
唉呀呀，大家該不會都是……
平田醫院的同伴！
果然哪！

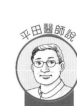

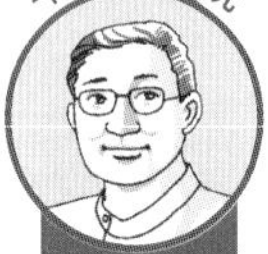

「畏寒型的人，就用暖暖包來徹底防寒！」

像白石太太這樣，在超市生鮮食品賣場工作、苦於職場寒冷的人非常多。還有設置許多伺服器或者電腦的地方，也會將室溫設定得比較低。

像這樣的職場，必須留意受寒問題。就算是一般的辦公室，也越來越多人因為冷氣太強，結果在夏季卻苦於受寒。

肛門周邊的動脈和靜脈聚集如網狀一般，**若是身體受寒，血管就會收縮，導致血液循環不良、容易引起發炎**，最後導致痔瘡。

由於受寒導致痔瘡，情況嚴重到現在幾乎可說「痔瘡是夏天的疾病」。

如果是自家的冷氣也就罷了，想要擅自變動職場空調的溫度，應該非常困難吧？

夏天絕對不可或缺的，就是準備蓋腿的小毯子等自我防衛手段。特別好用的防寒產品，就是放在鞋子裡的腳尖用迷你暖暖包。這個非常輕巧，只要放進鞋子裡就會從腳尖暖到全身。

使用暖暖包的另一個訣竅，就是貼在腰後。位置比尾椎骨再上去一些，也就是所謂仙骨的地方。如果能幫這一帶保暖，對於改善循環障礙非常有幫助，同時也能夠輕鬆去除屁股的瘀血。

另外也請養成習慣，每天泡澡溫暖身體。在放了微熱的40度左右熱水的浴缸當中，泡個20分鐘以上，大部分病例都能像白石小姐那樣去除屁股瘀血、減輕疼痛。

不過，如果已經化膿，加熱之後症狀反而會加重，那麼就要避免泡澡了。

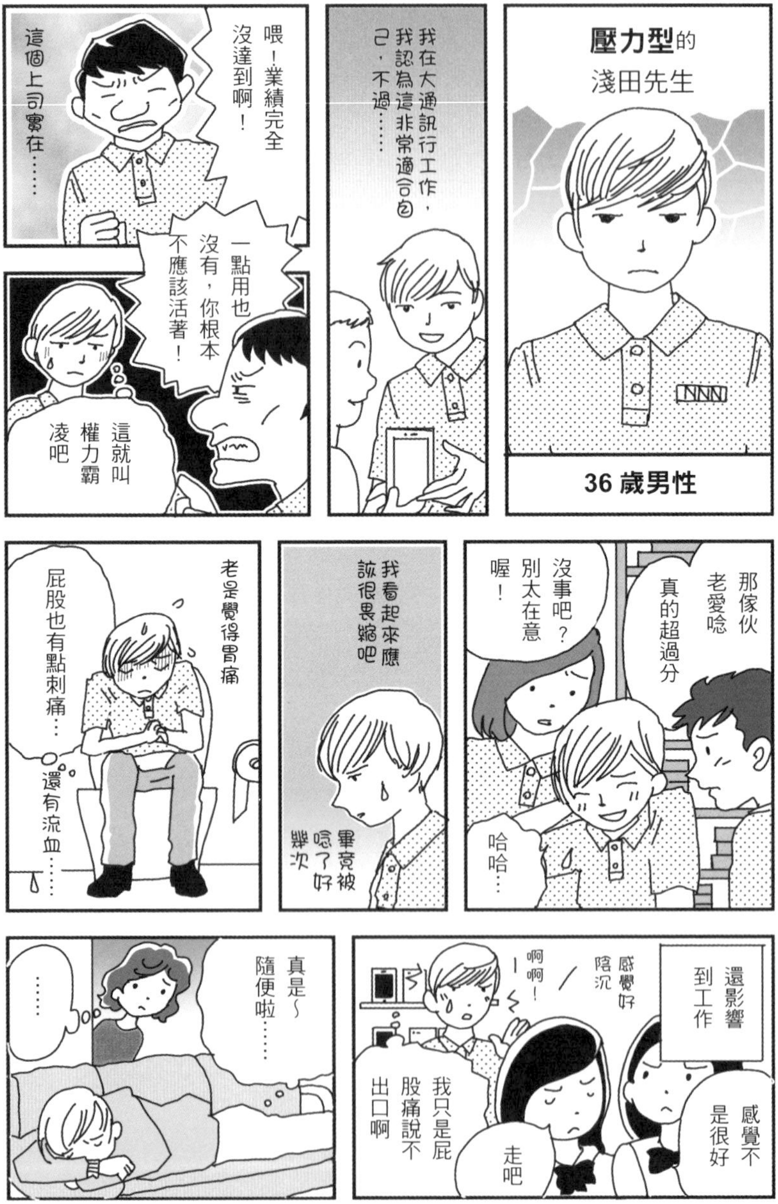
壓力型的
淺田先生
36 歲男性
我在大通訊行工作，我認為這非常適合自己，不過……
喂！業績完全沒達到啊！
這個上司實在……
一點用也沒有，你根本不應該活著！
這就叫權力霸凌吧
那傢伙老愛唸
真的超過分
沒事吧？別太在意喔！
哈哈……
我看起來應該很畏縮吧
畢竟被唸了好幾次
老是覺得胃痛
屁股也有點刺痛……
還有流血……
還影響到工作
感覺好陰沉
啊啊！
感覺不是很好
走吧
我只是屁股痛說不出口啊
真是～隨便啦……
……

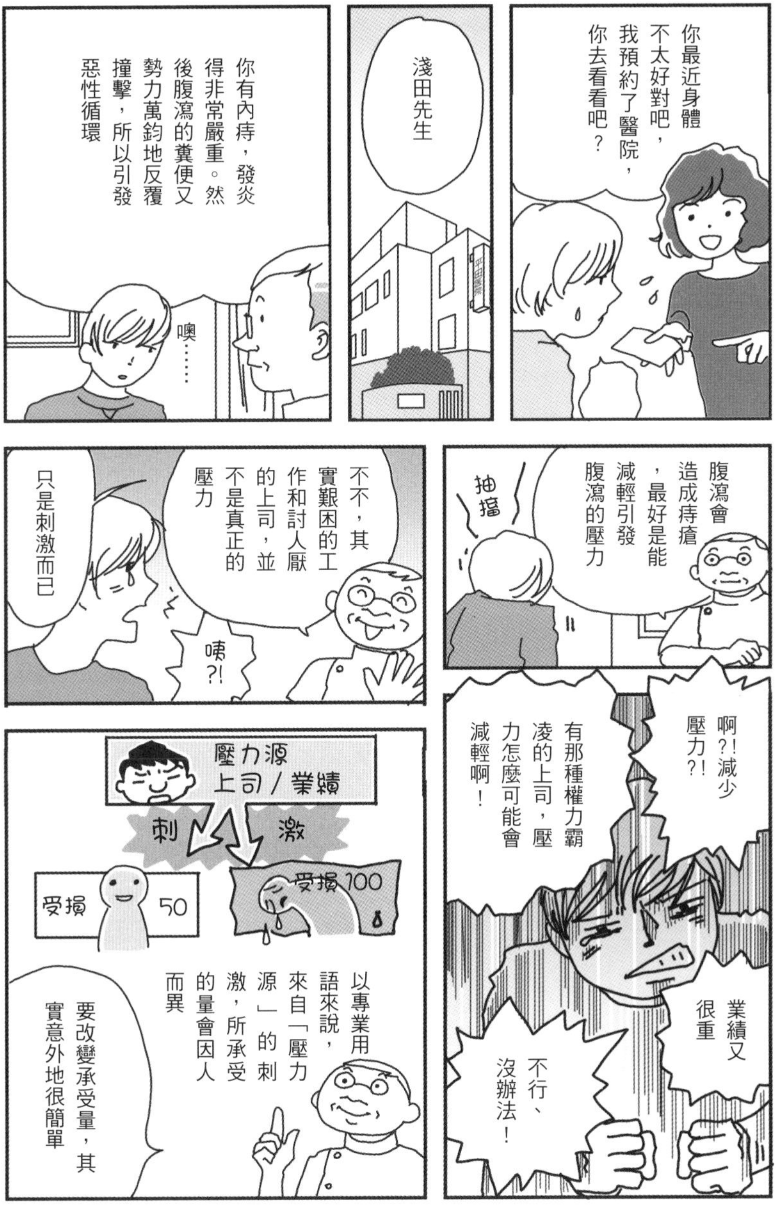
你最近身體不太好對吧，我預約了醫院，你去看看吧？
淺田先生
你有內痔，發炎得非常嚴重。然後腹瀉的糞便又勢力萬鈞地反覆撞擊，所以引發惡性循環
噢……
腹瀉會造成痔瘡，最好是能減輕引發腹瀉的壓力
抽搐
不不，其實艱困的工作和討人厭的上司，並不是真正的壓力
只是刺激而已
咦?!
啊?!減少壓力?!
有那種權力霸凌的上司，壓力怎麼可能會減輕啊！
業績又很重
不行、沒辦法！
壓力源
上司／業績
刺
激
受損
50
受損 100
以專業用語來說，來自「壓力源」的刺激，所承受的量會因人而異
要改變承受量，其實意外地很簡單

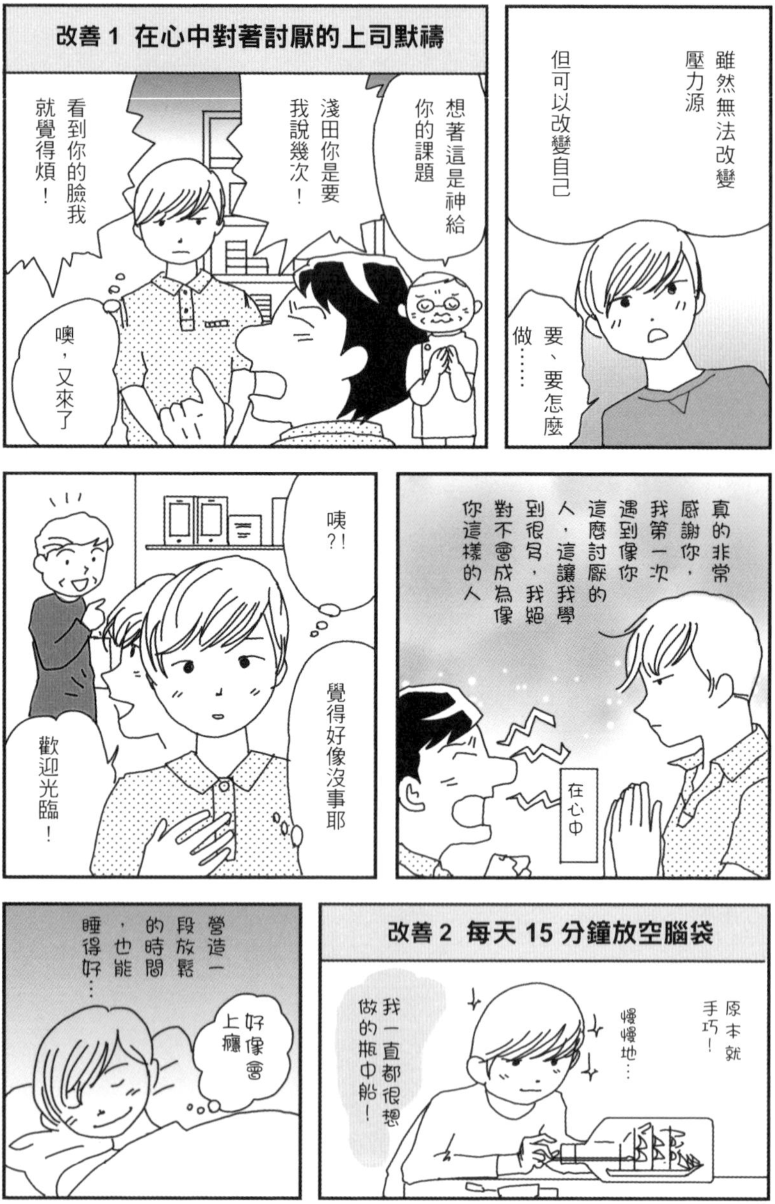
雖然無法改變壓力源
但可以改變自己
要、要怎麼做……
改善 1 在心中對著討厭的上司默禱
想著這是神給你的課題
淺田你是要我說幾次！
看到你的臉我就覺得煩！
噢，又來了
真的非常感謝你，我第一次遇到像你這麼討厭的人，這讓我學到很多，我絕對不會成為像你這樣的人
在心中
咦?!
覺得好像沒事耶
歡迎光臨！
改善 2 每天 15 分鐘放空腦袋
原本就手巧！
慢慢地……
我一直都很想做的瓶中船！
營造一段放鬆的時間，也能睡得好……
好像會上癮

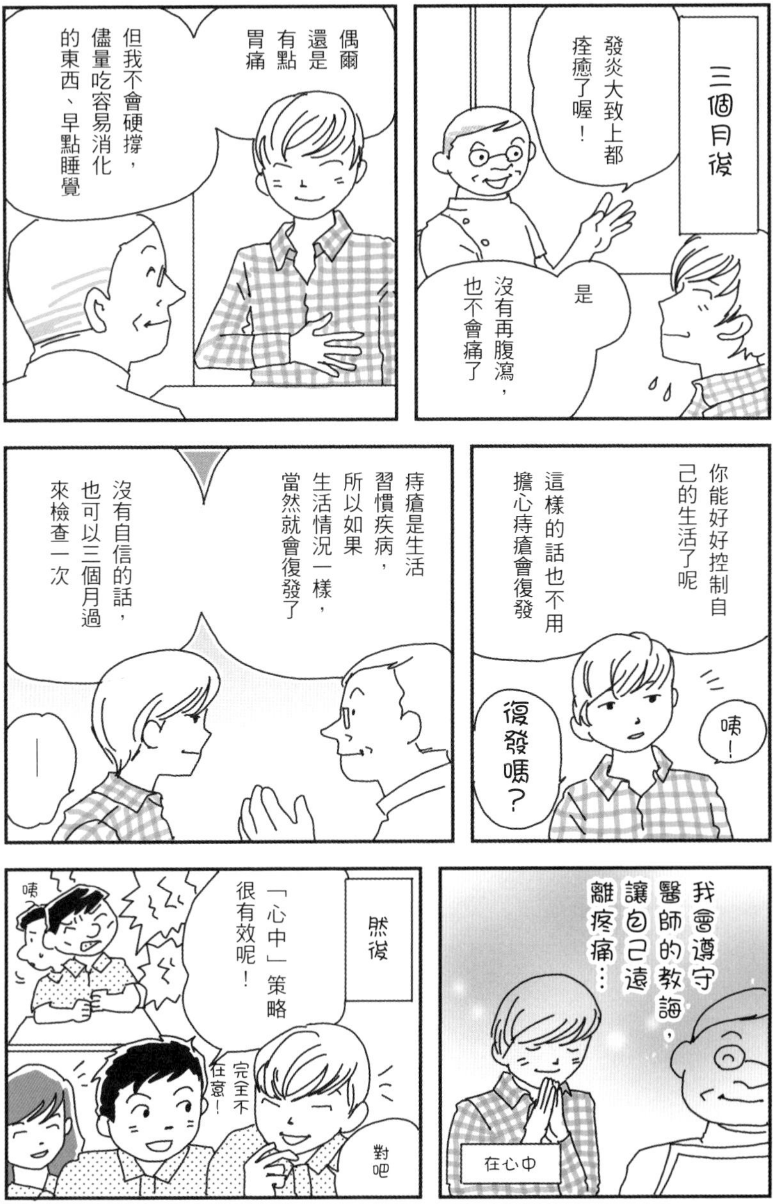
三個月後
發炎大致上都痊癒了喔！
是
沒有再腹瀉，也不會痛了
偶爾還是有點胃痛
但我不會硬撐，儘量吃容易消化的東西、早點睡覺
你能好好控制自己的生活了呢
這樣的話也不用擔心痔瘡會復發
咦！
復發嗎？
痔瘡是生活習慣疾病，所以如果生活情況一樣，當然就會復發了
沒有自信的話，也可以三個月過來檢查一次
我會遵守醫師的教誨，讓自己遠離疼痛…
在心中
然後
「心中」策略很有效呢！
完全不在意！
對吧
咦

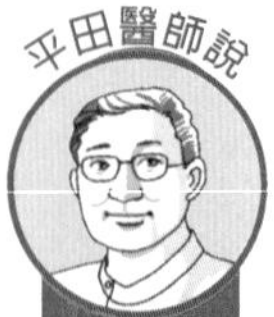

「壓力型的人務必要學會『迴避之術』！」

如果感受到壓力，身體就會釋放出為了攻擊而準備的荷爾蒙「腎上腺素」，身體也會進入興奮狀態。這樣會引起身體各處發炎，而在肛門處會慢性化，最後演變成痔瘡。

由於壓力也會造成免疫反應低落，因此會陷入讓發炎情況更加嚴重的惡性循環。淺田先生容易受到壓力影響，連腸胃狀況也不好、容易腹瀉，因此這等於是雙重打擊，加速症狀惡化。

但是，就算能隨口說要人「減輕壓力吧」，應該大部分的人都會像淺田先生那樣，覺得「怎麼可能！」而無所適從吧？

我並不是要大家「請上司停止權力霸凌」，當然也沒有要叫大家辭去工作的意思，畢竟這在現實上兩者都非常困難、幾乎是不可能的。

其實壓力本身其實並不是討厭的上司、又或者是嚴苛的業績，而是從你自己心中產生出來的。上司或者業績是來自外部的刺激，也就是「壓力源」。這是你無法自己改變的東西。

但是，承受這個壓力源的方式，是能夠自行改變的。如果單位10的壓力來源，在心中的增幅為20的話，那麼就會感受到非常大的壓力。相反地，若是能好好迴避只承受5，那麼就只會有小小的壓力。

不斷暴露在壓力源下的淺田先生，在心中將壓力源增幅為兩倍、三倍，經過指導後他要自己發現這件事情，並加以「迴避」的技巧，他便能夠順利的將壓力減少為二分之一、甚至三分之一了。

要改變他人或環境雖然非常困難，但若是要改變自己，其實試試看就會發現還挺容易的唷。

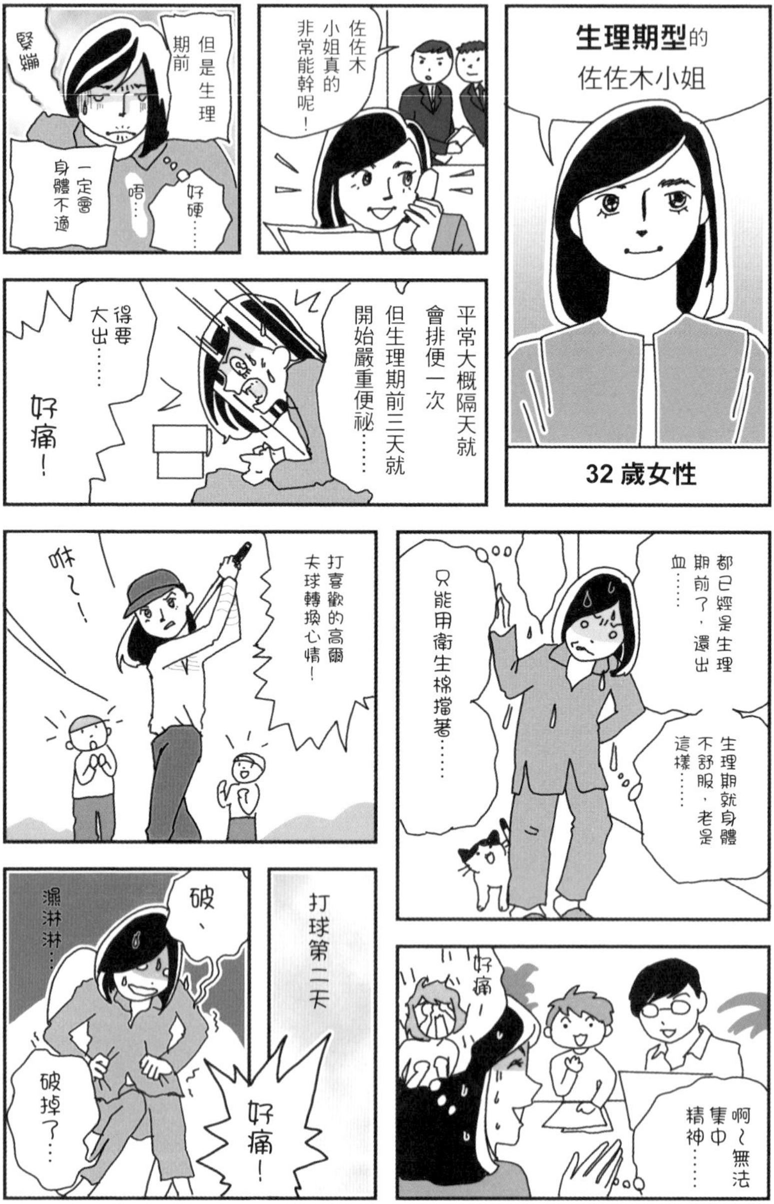
生理期型的
佐佐木小姐
32 歲女性
佐佐木小姐真的非常能幹呢！
但是生理期前
一定會身體不適
好硬……
唔……
緊繃
平常大概隔天就會排便一次
但生理期前三天就開始嚴重便祕……
得要大出……
好痛！
都已經是生理期前了，還出血……
生理期就身體不舒服，老是這樣……
只能用衛生棉擋著……
打喜歡的高爾夫球轉換心情！
咻～！
啊～無法集中精神……
好痛
打球第二天
破、
好痛！
破掉了……
濕淋淋……

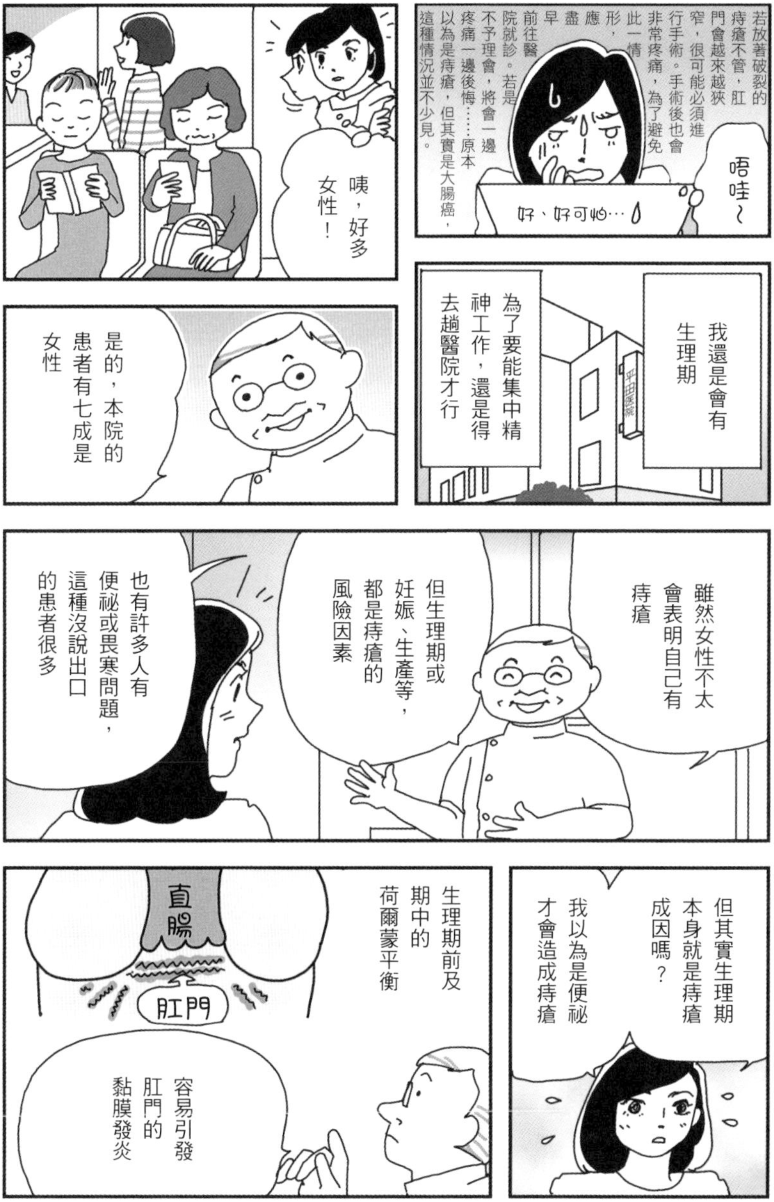
若放著破裂的痔瘡不管，肛門會越來越狹窄，很可能必須進行手術。手術後也會非常疼痛，為了避免此一情形，應盡早前往醫院就診。若是不予理會，將會一邊疼痛一邊後悔……原本以為是痔瘡，但其實是大腸癌，這種情況並不少見。
唔哇～
好、好可怕…
咦，好多女性！
我還是會有生理期
為了要能集中精神工作，還是得去趟醫院才行
平田醫院
是的，本院的患者有七成是女性
雖然女性不太會表明自己有痔瘡
但生理期或妊娠、生產等，都是痔瘡的風險因素
也有許多人有便祕或畏寒問題，這種沒說出口的患者很多
但其實生理期本身就是痔瘡成因嗎？
我以為是便祕才會造成痔瘡
生理期前及期中的荷爾蒙平衡
直腸
肛門
容易引發肛門的黏膜發炎

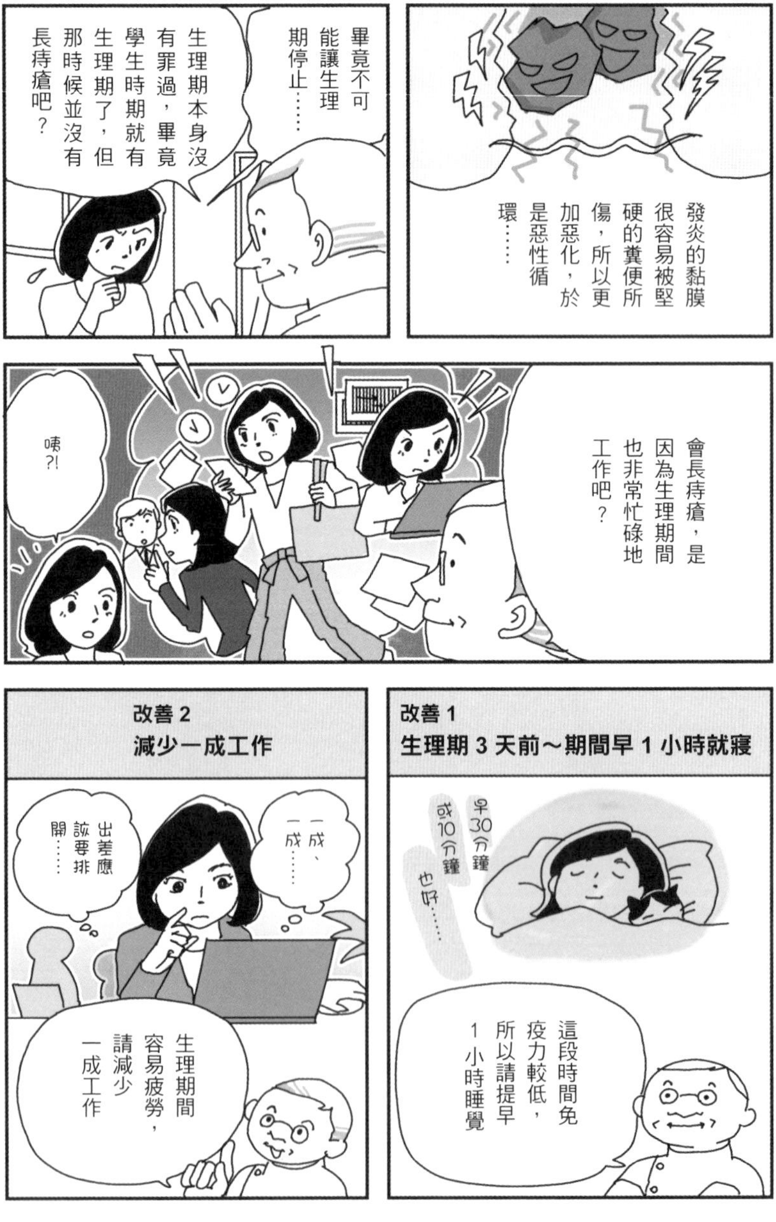
發炎的黏膜很容易被堅硬的糞便所傷，所以更加惡化，於是惡性循環……
畢竟不可能讓生理期停止……
生理期本身沒有罪過，畢竟學生時期就有生理期了，但那時候並沒有長痔瘡吧？
會長痔瘡，是因為生理期間也非常忙碌地工作吧？
咦?!
改善 1
生理期 3 天前～期間早 1 小時就寢
早30分鐘
或10分鐘
也好……
這段時間免疫力較低，所以請提早1小時睡覺
改善 2
減少一成工作
一成、一成……
出差應該要排開……
生理期間容易疲勞，請減少一成工作

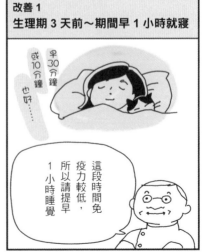

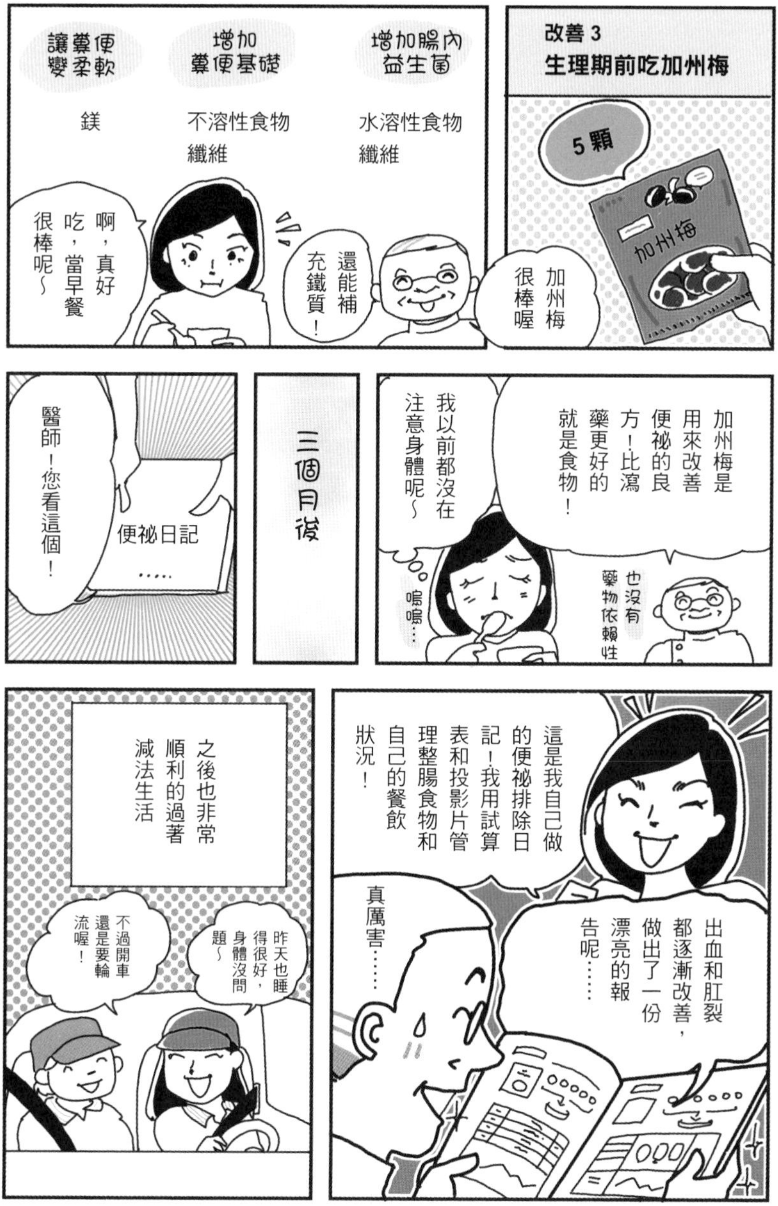
改善 3
生理期前吃加州梅
5 顆
加州梅
加州梅很棒喔
增加腸內益生菌
水溶性食物纖維
增加糞便基礎
不溶性食物纖維
讓糞便變柔軟
鎂
還能補充鐵質！
啊，真好吃，當早餐很棒呢～
加州梅是用來改善便祕的良方！比瀉藥更好的就是食物！
也沒有藥物依賴性
我以前都沒在注意身體呢～
嗚嗚……
三個月後
醫師！您看這個！
便祕日記
……
這是我自己做的便祕排除日記！我用試算表和投影片管理整腸食物和自己的餐飲狀況！
出血和肛裂都逐漸改善，做出了一份漂亮的報告呢……
真厲害……
之後也非常順利的過著減法生活
昨天也睡得很好，身體沒問題～
不過開車還是要輪流喔！

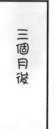

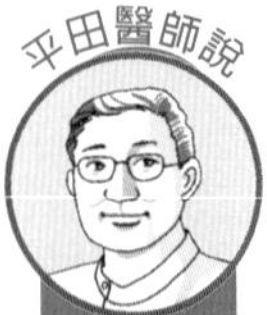

「生理期型的人，在生理期間減少一成工作」

生理期前容易便祕、生理期中容易腹瀉。有許多女性非常容易因荷爾蒙變化，而苦於這些排便問題。另外，生理期中也非常容易發炎，因此而引發痔瘡的人並不在少數。

但是，生理期畢竟每個月都會來，應該多少能預測一下。也就是說，比較容易做預防工作。

生理期間容易疼痛、倦怠、昏昏欲睡、體力不佳等，因此不要安排容易花費冗長時間、負擔很重的工作預定；也不要夜晚外出等等，這樣應該就會差很多了。

就算是像佐佐木小姐這樣，平常全力以赴工作的女性，也建議應該在生理期前後「減少一成工作」「早一小時睡覺」「每天吃五顆加州梅」，來預防發炎以及便祕的發生。

通常我告知患者要減少一成工作，很多女性都會說「這樣會給公司添麻煩……」「這樣會延遲業務」等，顯得非常不安。但若是弄壞了身體，那才是本末倒置。為了要能夠長長久久、好好展現並發揮自己的能力，必須要好好管理身體才行。一點都不在意身體，但卻一直狀態絕佳！這樣的人是不存在的。請好好傾聽自己身體的聲音，習慣於將身體調整成最棒的狀態。

話說回來，佐佐木小姐喜歡打高爾夫球，卻反而讓痔瘡惡化了對吧？其實呢，**如果有痔瘡的症狀，運動最好要避免打高爾夫球**。這是因為在擊球瞬間，肛門括約肌會夾緊肛門，造成很大的負擔，因此打完球後情況惡化，連忙衝來我這裡的高爾夫球玩家，真的是前仆後繼。

另外像是棒球或網球這些球類運動，也會對屁股造成負擔，必須要多加留心。

治療痔瘡後都瘦下來的兩人…

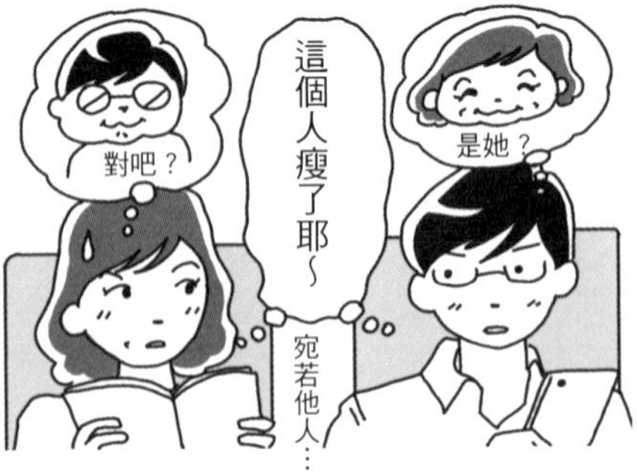

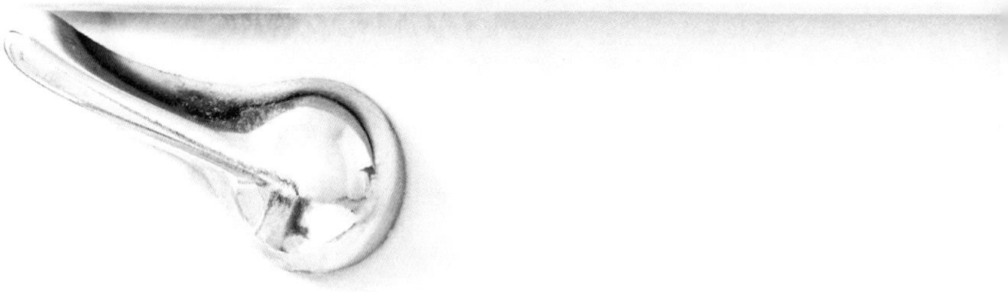

第 2 章

「靠自己治療」痔瘡才是正確答案

痔瘡是每三人就有一人罹患的「國民病」

在你周遭，究竟有多少人受到痔瘡所苦呢？根據1988年某藥廠的調查指出，成年男女當中大約有36%的人回答：「覺得自己好像有痔瘡。」**也就是「每三人當中，就有一人有痔瘡」**。

但是，這還是有自覺、覺得自己好像有的情況。其實還有很多患者，是已經罹患了痔瘡，但自己並沒有發現的。

根據德國某位解剖學者調查成年人遺體的結果，發現約有70%的人都有痔核。另外，在1982年，美國某間醫院調查門診患者結果報告指出，患者當中有86%的人罹患痔核。

即使沒有自覺，事實上每十人中就有七位以上屁股裡有痔核。這也就表示，痔瘡是僅次於蛀牙的普遍性疾病，可說是一種「國民病」。

但是，覺得似乎有痔瘡而立即前往醫院就診的人，卻是極少數。根據平田肛門科醫院針對一千名患者進行的問卷調查結果，**病患自覺有痔瘡起，到實際接受診療為止，平均需要花七年，這是非常長的一段時間。**

這是否表示，有許多患者是症狀已經惡化到無法忍耐，才會奔進醫院大門的呢？患者基於「就診很丟臉」「又不會因為痔瘡就死掉，去醫院好麻煩」「去醫院馬上就得開刀吧」「痔瘡的手術似乎會非常痛」「痔瘡手術要住院好幾週」「痔瘡就算動手術也會復發」等理由，通常不太願意前往醫院。

有非常多其實罹患痔瘡卻沒有發現、或者不去治療而放置不管的「隱性痔瘡患者」。

「不切除就無法治癒」的謊言

「如果有痔瘡，只要去了醫院，就會馬上被切除。」

應該有非常多人是這麼想的吧？實際上，「因為痔瘡非常痛，所以去看醫師，結果馬上被切除了」或者「馬上就被送去開刀，真的有夠痛的」的情況並不罕見。

但，痔瘡手術如此盛行的國家，恐怕也只有日本了吧。

會這樣說，是因為全世界的常識都是「不以手術來治療痔瘡」。

檢視先進各國的痔核手術率，德國為7%、英國為5%、美國為4%。**也就是說，九成以上的患者，就算因為痔瘡而前往醫院，也並沒有接受手術。**

以痔核來說，什麼樣的症狀出現的時候需要動手術，這在國際上有明確認可的標準。只要對照一下就會發現，幾乎大部分的患者都不需要動手術。

關於日本的手術率，並沒有明確的資料，大致是40%左右。雖然有部分原因，是歐美患者傾向於只要覺得「我該不會得了痔瘡吧」，在症狀還很輕微的時候就會去看醫師，因此惡化的案例較少，但就算扣除這些病例，日本的數字也還是太高了點。

日本在各種不同領域，都有加拉巴哥化❶的情形，而事實上現況就是連痔瘡治療都違背世界常識，完全被孤立在外。

非常遺憾的，日本的確是有些醫院會推薦患者進行不必要的手術，當中有些案例是因為需要手術數量的「業績」；比如說一位醫師一天必須要為十位患者進行手術，這是因為在日本的醫療制度上，確實有一些因素導致醫院不進行手術，就無法維持經營的情況。

在我的醫院中，有不少患者是被其他醫院告知「動手術吧」而感到萬分不安，因此來我這裡就診。

有一次，還有位遠從沖繩來看診的婆婆。那位婆婆前往當地有名的醫院門診看痔瘡，結果被醫院告知「馬上進行手術吧」。婆婆心想「這樣太奇怪了」，所以就在那間醫院前面，試著向其他患者攀談，結果其他患者不是被告知「馬上進行手術」的患者，就是做完手術不久的患者。

婆婆覺得「無法信任這間醫院」，所以搭乘飛機前來平田肛門科醫院。她實在非常聰明，在我看診後，確定這位婆婆是不需要動手術的內痔。

確實也有些痔瘡是必須要動手術的，但是，**不可能只是為了治療痔瘡，就進行緊急手術**。

如果有的話，那就是已經發生肛門膿瘍等症狀，或是已經開始流膿的病例等，但這都是非常稀少的情況。

話又說回來，這種情況其實也並不是動手術，只是為了讓膿流出來，而進行的「切開」處置罷了。

若是肛門瘻管，就百分之百必須進行手術，但那需要非常慎重的診斷、也不可能當下就要進行手術。

如果你對於痔瘡的印象是「痔瘡不切除就無法治癒」，還請馬上把這個念頭

國內外痔核手術率

德國	➡ 7％
英國	➡ 5％
美國	➡ 4％
日本	➡ 40％
平田肛門科醫院	➡ 12％

參考文獻：《大腸肛門病學　診斷及門診患者之處置》、《直腸肛門病學》（皆為 Spiegel-Verlag 東京發行）

丟得遠遠地，現在已經是「治癒痔瘡不必切除」的時代了。

❶：日本獨特的商業用語，意指商品在孤立市場當中進行最佳化，導致失去與外部的互換及共通性，因此當外界具共通性且較有競爭力的商品進入時，原先的商品就會迅速被淘汰。「加拉巴哥」是科隆群島的別稱，也是進化論研究起源處。

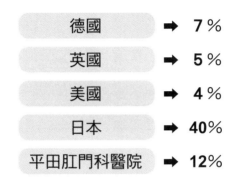

三個月後再決定是否進行手術，才是真正的肛門專業醫師

就算全世界的主流是不動手術，但當然，還是有必須要動手術的病例。

大致上來說，判斷需要「三個月」左右。

就算可能要動手術，也會先進行三個月左右的生活指導以及投藥，觀察患者情形後再進行判斷，這才是一般的診斷方式。

為什麼是三個月？下面就說明這個時間的根據。

肛門的黏膜會由於新陳代謝，每兩個月就會更新一次。因此，藉由改善生活習慣及服用藥物，受損的黏膜在兩個月後就會修復，發炎引起的腫脹也會逐漸消退，再加上一個月的緩衝時間，觀察總共三個月後的改善狀況。

如果是內痔，在這段觀察時間之後，應該腫脹已經消退、脫垂也縮小了，此時再進行診斷，這才是全世界肛門科專業醫師的共同認知。

也就是說，街頭巷尾流傳的那種，有患者「一去了醫院，那天就立刻動了手術」的糟糕體驗，只能說是非常亂來的。

既然原先就非常痛，組織腫脹的情況下，麻醉也很難生效，那麼切割時的疼痛想必也非常嚴重。

如同前面所說的，痔瘡幾乎沒有需要立即進行手術的病例。

經由改善生活以及投藥來抑制發炎狀況之後，判斷疾病等級，盡可能不動手術來進行治療，才是真正的醫師會進行的標準診療。

經過三個月的觀察，症狀仍然沒有改善的話，才會開始評估是否要進行手術。但在這種情況下，由於腫脹情況多少會減退一些，這時再進行手術，切除掉的部分也會比較少，對於患者來說也可以減輕負擔。

如果醫院沒有經過一段時間觀察，馬上就說「要進行手術」，還請各位多加小心。

痔瘡治療的基本理念是「不依靠手術」

我們人類具有治療自己疾病的能力，也就是所謂的「自癒力」。這份力量其實比我們想像的都還要強大。

各位也許知道所謂的偽藥效果。就是醫師開給患者的處方，其實是完全不含藥物成分的葡萄糖，但只要告訴患者「這是非常有效的藥物」，結果幾乎都會對患者產生效用。這表示患者只要心中想著「我去看了醫師、還吃了醫師給的藥，這樣就沒問題了」，就能夠治癒疾病。

將這種自我治癒的能力放到最大，就是治療痔瘡的最佳選項。

實際上，一路以來，我已經看過非常多患者，只是提高自癒力，痔瘡症狀就有了驚人改善。

說到底，痔瘡並不是由某個特定原因引發的疾病。

就和高血壓、糖尿病等疾病相同，這是由於偏頗的飲食習慣、運動不足、壓力、飲酒等各種原因而產生的「生活習慣病」。

有些痔瘡的症狀，確實需要動手術。先前也提到，平田醫院裡內痔的手術率大約是12％；另外肛裂和肛門狹窄則是10.5％、外痔則僅有1.2％而已。只有肛門瘻管的手術率是100％，其他幾乎都不需要動刀。

就算是進行手術，患部也逐漸恢復，如果沒有改變生活習慣，那麼其他部位還是有可能會出現疾病。

我基本上是不使用腹瀉劑的，因為這是依靠外來方式，而不是讓患者用自己的力量達成排便。

不依靠手術、不依賴藥物、自己治療自己。

這就是治療痔瘡的最大原則。

要治癒生活習慣病，只能改善生活

糞便中有許多細菌，對於皮膚來說屬於強烈的刺激物質。實在無法稱得上乾淨的糞便，每天都會通過臀部，即使如此，臀部仍然保持健康狀態，是由於肛門的黏膜上有淋巴球等防禦部隊大為活躍，在我們的身體中執行局部免疫工作的緣故。

即使遭受病毒或細菌攻擊，只要有保護身體的淋巴球活力十足地工作，那就不會發炎、也不會演變成痔瘡。

但是，防禦部隊若是輸給了外來的攻擊者，肛門的黏膜就會產生發炎狀況。會讓這些攻擊部隊勢如破竹的，就是「便祕／腹瀉」「飲酒」「女性生理期」等；而讓防禦部隊抵禦能力減弱的，則有「肉體疲勞」「壓力」「畏寒」「長時間辦公室工作」等，主要就是這八個因素。

這八個因素中，患者是受到哪個因素的影響，會因人而異。只要能好好處理這些因素當中與該患者相關的項目，症狀就能大幅改善。

請參考79頁的調查結果：

◎在餐飲中大量攝取食物纖維、加上運動達成「排便控制」
◎藉由確保睡眠時間等來達成「降低肉體疲勞」
◎減少酒精攝取以達到「改變飲酒量」
◎夏季的冷氣對策及泡澡等可「改良畏寒情況」

接受本院內痔治療的三百多位患者當中，請他們執行上述這類生活改善，所得到的結果就是79頁的數據。

只是進行了「排便控制」，就有31％的患者的脫垂狀況開始好轉，65％的患者出血狀況有所改善。僅僅是改變了排便狀況，痔瘡的症狀就能進步如此之多。

而「改變飲酒量」，也有38%的患者脫垂狀況有所改善；78%的患者出血狀況也所好轉。只是減少飲酒量而已，就有八成患者不再有出血狀況。

由這份資料可以看出，只要改變生活習慣，痔瘡的症狀也會戲劇性的減輕。這是由於改變生活習慣，正是走上不需要手術就能治療痔瘡的康莊大道。

將飲食生活調整為以清淡飲食為主，不要在深夜享用油膩膩的食物、減少飲酒量、每天盡可能多走一點路、讓排便能夠逐漸順暢，可以輕鬆淨空。

這些生活習慣，就是不需要動手術、也不會復發就能改善痔瘡的最佳方法。

利用自我保養大幅改善內痔症狀！

自 1998 年 1 月到 2000 年 3 月之間，前來平田肛門科醫院就診、診斷出為內痔的初診患者 386 位病例（女性 262 位、男性 124 位）的調查結果。經過 1 年以上執行 6 個項目的自我保養，每 1 ～ 2 個月便來門診進行問診及診察。可以確知排便時的脫垂及出血程度和頻率都有大幅改善。

自我保養情況「做得非常好」與「還算有執行」的人們症狀變化

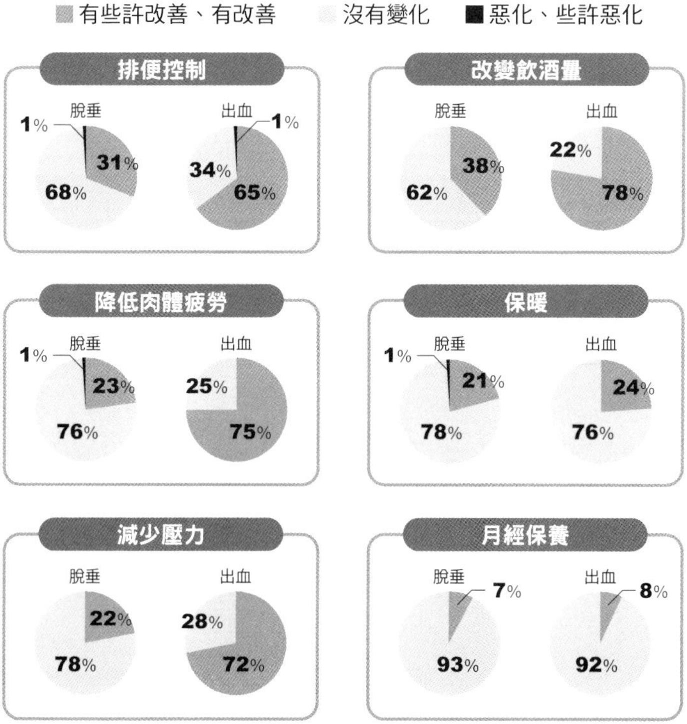

血壓、血糖值、中性脂肪……其他數值也會有戲劇性改善！

如同開頭漫畫中所介紹的，**雖然是為了痔瘡而開始改善生活習慣，但其他的生活習慣病也逐漸轉好，肥胖者越來越苗條的情況也不在少數。**

曾經有位患者，他對於自己便祕的情況非常煩惱，因此我請他將飲食轉為以和食為主，並且每天要攝取20g以上食物纖維，結果連糖尿病的情況都好轉了。

如果能夠積極攝取食物纖維，連膽固醇數值都下降的病例也很常見。這是由於食物纖維會在大腸當中吸取膽固醇，讓膽固醇與糞便一同排出。

當中甚至有些病例，連痛風、乾眼症、腰痛等症狀也獲得改善。

日文有句話叫做「一病息災」。

這句話的意思是說，比起從未生病、看起來非常健康，還不如患有一種疾病，反而會更在意自己的健康而能夠長壽。

痔瘡就是這樣的疾病。自己的身體正在從臀部那裡發出求救訊號，但又並不會真的危及性命。

先前也告訴大家，痔瘡是飲酒過量、暴飲暴食、運動不足等壞習慣招致的生活習慣病，但這些事情並不只會對臀部不好，而是對於血管或內臟等，全身都會產生不良影響，只是剛好痔瘡的症狀出現得比較明顯。

其實一檢查，就會發現血管破破爛爛、血糖值和膽固醇、中性脂肪數值也都大幅超越標準，這類病例實在多得不得了。實際上，也有許多病患的身體，幾乎就可以說是生活習慣病的百貨公司。

為了讓痔瘡有所改善，改變飲食、開始運動等這類生活習慣改變之後，健康檢查的數值也會隨之進步。

平田式療法：不動手術！不會復發！沒有後遺症！

在平田醫院，如果是內痔，有將近九成患者都不需要動手術。只要改善生活、搭配藥物就能治癒。

即使是進行手術的患者，本院在過去20年內，也維持了無二次手術的記錄，當然也是零復發。

但是，痔瘡是生活習慣病，雖然手術治療的部位不會再次復發，但如果生活並未有所改變，那麼當然其他地方也會再次發生痔瘡吧。

而外痔的病患，基本上是不動手術去治療的。本院在過去十年內，外痔手術病例為零。

有許多人會很在意肛門外側有個痔核，但其實只要不發炎的話，就算放著不管，也只是外觀上的問題，如果還是想要切除，那並不算是治療範疇。

可以的話，我是盡量不想把手術刀伸進屁股裡。我會這麼說，是因為**曾經受傷的肛門括約肌，是無法再生的**。在年紀還輕時也許不會對生活造成什麼問題，但20年後會如何就很難說了。若是臀部夾緊的力量變弱，就很可能因為無法忍耐，而引發大便失禁的危險。

患者20年後的事情，誰能夠負責呢？

到目前為止，我已經看過許多苦於手術後遺症的人。還有因為手術失敗、導致肛門狹窄的人。甚至有括約肌被切斷兩處，年紀輕輕就大便失禁的人，其他的情況還有很多。

正因如此，我盡可能不進行會有風險的手術，而把方針定位在提升自我治癒能力上。

就算是要進行手術，我也會盡量小心進行，注意不要留下後遺症。

自我治癒的三原則

要靠自癒力來治療痔瘡，有以下三個原則：

原則❶ 正確診斷

就算說是要靠自己治癒，但患者本人無法對痔瘡下正確的診斷。其實「以為是痔瘡，結果是直腸癌」的病例多到讓人意外，因此最重要的一點，就是先前往肛門專業醫師處就診，確認是什麼樣的疾病、症狀的等級有多嚴重，應該接受什麼治療、是否可以自我保養等診斷，並接受醫師的指導。

原則❷ 正確方法

如果你想開始學打網球，會怎麼做呢？應該不會有人自己拿起球拍，就亂拍一通吧？應該會請學校的教練、或是身邊打得很好的人來教自己。

為了治療痔瘡而改善生活，也是這樣的情況。請專門的教練安排適合自己症狀的治療方式及計畫，是不可或缺的。而這位教練，當然就是肛門科的專業醫師了。餐飲及排便控制，具體上來說應該要做些什麼呢？根據不同症狀，又要如何改變控制內容呢？請定期讓我們這些教練檢查一下。要好好利用醫師啊！

原則❸ 長久維持的方法

大家是否有試著改變生活習慣，結果無法持續下去、最後就放棄了的經驗呢？痛苦而又辛勞的事情，沒有人會喜歡的。

為了要能夠長久維持，最重要的就是慢慢地、一點點地改變平常的生活，這會非常有效果。

另外，只有自己一個人執行的話，會很容易想偷懶。如果能夠定期去找教練幫你看看，就會產生「糟糕了，非做不可」的心情，這也是利用醫師的優點之一。

如果還是需要進行手術，你應該這麼做

先前也一直向大家說明，如果接受了不必要的手術，症狀反而惡化的病例其實並不少見。

但是，雖然比例上不多，卻的確也有必須進行手術的痔瘡症狀。那麼，如果被醫師告知「動手術吧」，你該怎麼做才好呢？

首先，**請不要慌張，先詢問醫師「病名是什麼呢？」「為何需要動手術？」**醫師應該會向你說明「因為是內痔的第三階段」「因為很肯定是肛門瘻管」這類明確的理由。

與醫師充分溝通你的症狀，以及他為你安排手術的原因、預期的效果，如果有不了解的地方，請仔細向醫師確認。

若還是不放心，希望向別的醫師尋求第二意見時，你也可以直接調出病例（編

按：台灣的病例多已電子化），取得詳盡且確實的正式病歷紀錄，讓你更安心地接受治療。

另外，**也要記得確認「動手術的是哪一位？」**

在台灣，為你動刀的醫師與為你看診的醫師理應為同一人，才能正確掌握病人痔瘡的全貌與病況。如果手術醫師與看診醫師不是同一人，這屬於非正規的情況，請務必三思是否進行手術。

有不明白之處就不要客氣，儘管提出，好好看著對方的眼睛、觀察他是否誠實回答，這就是區分醫師是否可以信賴的重點。

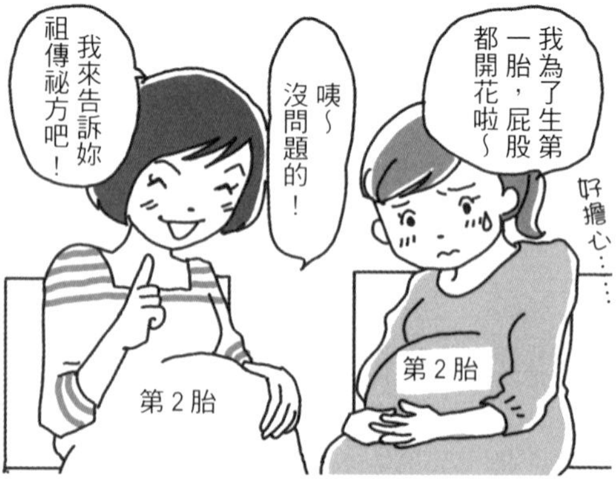
我為了生第一胎，屁股都開花啦～
好擔心……
咦～沒問題的！
我來告訴妳祖傳祕方吧！
第 2 胎
第 2 胎

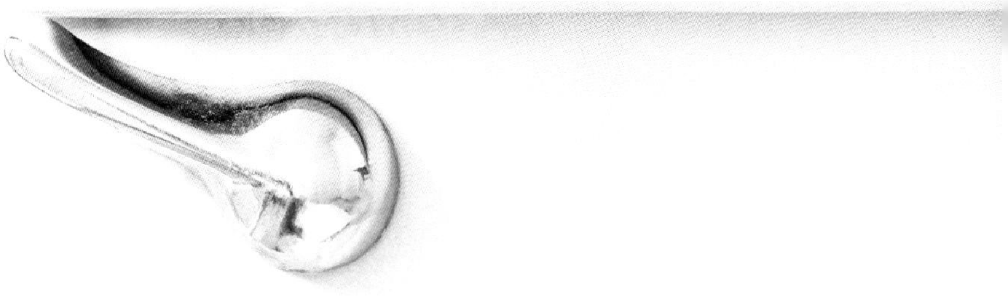

第 3 章

不同類型痔瘡的治療方式

肛門的結構與工作

說到底，肛門的構造究竟是什麼樣子呢？要了解痔瘡，就要先了解肛門的結構和工作。

我們的消化器官，是由食道開始，連結到胃、十二指腸、小腸、大腸，最後是肛門。大腸又區分為盲腸、升結腸、橫結腸、降結腸、乙狀結腸及直腸，在這中和排便有直接關連的，就是乙狀結腸以下的部分。

肛門正確的名稱，是名為「肛管」的器官，長度約 3 公分。

從肛門的邊緣算起，往內約1.5公分的內側，有條像牙齒一樣的鋸齒形狀，名為「齒狀線」的界線。

這個齒狀線，就是體內與體外的界線。會這麼說，是因為這裡是嬰兒在母親體內時，自體內向外延伸的「原始直腸」、以及由臀部外側往內側凹陷的「原始肛門」出現的地方。

齒狀線的內側和大腸一樣，由無法靠自我意志控制的自律神經掌管。另外，也幾乎感受不到疼痛。

而齒狀線的臨界線及其外側，則是和皮膚一樣經由軀體神經系統（脊髓神經）操控，也和皮膚一樣會感受到疼痛。

正因如此，**痔瘡如果出現在齒狀線往內側或更深之處，就不會感覺到疼痛；如果是出現在齒狀線的外側，那麼就和皮膚一樣，會感覺到疼痛**。

齒狀線周圍，有12～13個被稱為「肛門腺窩」的小洞，連接著名為肛門腺的纖細腺體。臭鼬在感受到危機時，會從臀部排放出的惡臭並不是放屁，而是這個肛門腺所分泌的液體。也有些論點認為，人類以前也會從肛門腺散發出吸引異性的氣味。

另外，平常就算臀部不特別用力，糞便也不會外洩，這是由於肛門周邊的「肛門內括約肌」和「肛門外括約肌」兩種肌肉會緊閉肛門。

在內側的肛門內括約肌是平滑肌（不隨意肌），和心臟、胃部相同，是由自律神經進行操控，無法憑靠自我意志控制。即使在睡覺時，肛門內括約肌也會在無意識的情況下工作。

另一方面，在外側的肛門外括約肌則是屬於骨骼肌（隨意肌）。因此就像手腳的肌肉一樣，能夠靠自我意志來控制收縮；當覺得有便意時，還能靠著肛門外括約肌的肌力夾緊肛門。

肛門看起來好像只是一個洞，卻有著如此複雜而纖細的結構。

直腸與肛管的結構

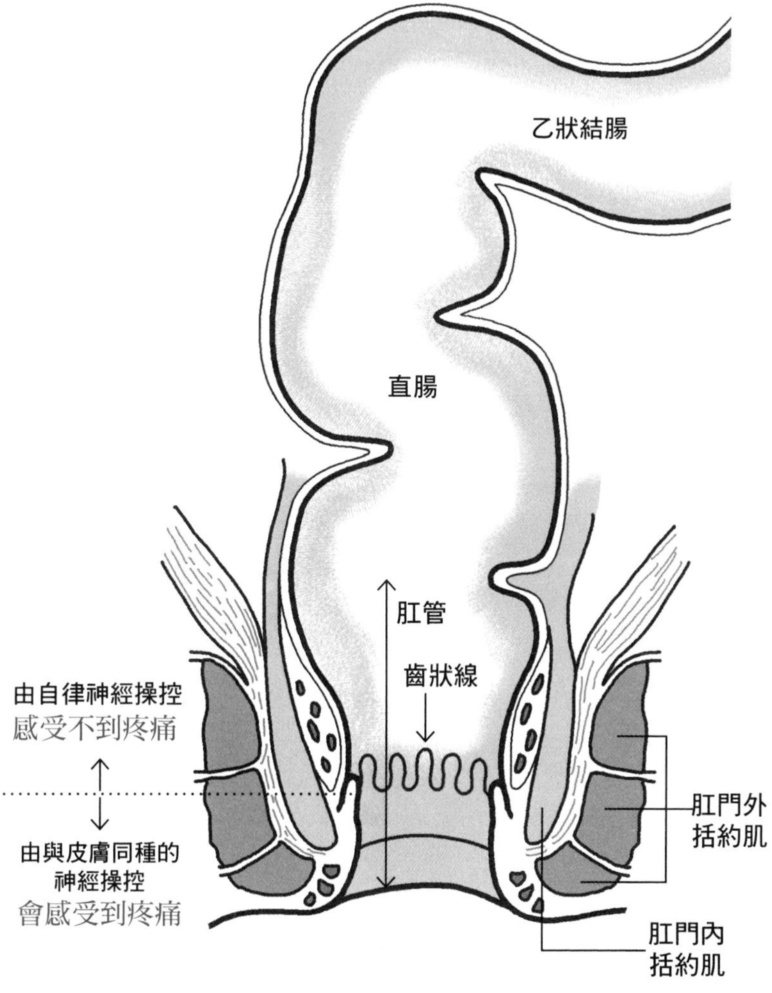
乙狀結腸
直腸
肛管
齒狀線
由自律神經操控
感受不到疼痛
由與皮膚同種的
神經操控
會感受到疼痛
肛門外
括約肌
肛門內
括約肌

為何會形成痔瘡？

痔瘡據說是人類特有的疾病。

四隻腳的動物，心臟和臀部的高度幾乎是一樣的。就算不施加極大的力量，臀部的血液也能夠自然回到心臟。

相對於此，從人類的身體結構來看，心臟位置比臀部高出太多，因此要讓血液能從臀部回到心臟，需要非常大的壓力；加上上半身的重量也會壓迫在臀部上，因此本就是非常容易瘀血的狀態。

另外，肛門周遭只靠括約肌和黏膜是無法完全緊閉的，會留下大約 1 公厘左右的空隙。為了要填補這個空隙，身體就以肌纖維、動脈和靜脈聚集成一片網子，成為緩衝組織。正因為有了這個組織，糞便和氣體才不會隨意外洩。

但是人類一旦過了30歲，連結緩衝組織的結締組織就會因老化而開始變弱。

這時若是給予任何刺激，緩衝組織就會錯位滑開、形成痔核，甚至可能會脫垂。

舉例來說，如果由於便祕而在排便時用力擠壓下腹，這會對緩衝組織造成非常大的負擔，可能會使緩衝組織瘀血、又或者使結締組織斷裂。這也是很多便祕的人會罹患痔瘡的原因。

除了便祕以外，腹瀉、壓力、飲酒等，都很容易引起肛門發炎。其他像是畏寒、運動不足，也都會引發肛門產生瘀血、導致提高罹患痔瘡的風險。

除了身體結構以外，老化和生活習慣是引發肛門發炎及瘀血，導致痔瘡發病的最後一根稻草。

結構非常纖細的臀部，隨著老化也會變得更加容易受損、容易發炎，這實在是難以避免，所以痔瘡是任何人都有可能會罹患的疾病。

發炎的原因 1 壓力、肉體疲勞

眼睛跟肛門有著相同的黏膜，而且兩者的厚度其實是一樣的。

眼睛的黏膜非常薄且纖細，光是有小灰塵跑進眼睛中，就會流眼淚、或者受傷，可能非常嚴重對吧？如果是強烈的刺激性物品，而且還含有大量的細菌跑進去的話——這可不只是引起發炎腫脹，甚至可能會失明呢！

這樣的刺激性物品，就是我們的糞便。那麼為什麼，有著相同纖薄黏膜的肛門，每天接觸糞便也無所謂呢？

這是由於**肛門的黏膜有許多掃除細菌及病毒的「淋巴球」，每天都拚了命的打掃黏膜，有著極為強烈的局部免疫功效的緣故**。

話雖如此，若是遭受壓力、或者肉體非常疲勞，這些淋巴球的數量就會逐漸減少，免疫力也會下降，結果病毒和細菌的數量增加，進而引起發炎。

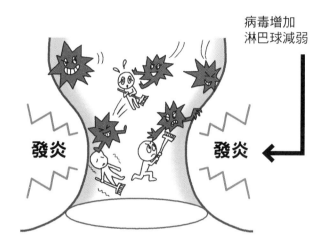

但是，肛門上端（齒狀線之上）的黏膜沒有痛覺，就算發炎了也不會感到疼痛。因此患者常在不知不覺的情況下，就放任痔瘡惡化。

發炎的原因 2 便祕

平田醫院的患者大約有70％是女性。女性會比男性容易發生痔瘡的原因之一，就是便祕。相對於有許多男性苦於腹瀉問題，女性則是較多人煩惱著便祕。而其中的理由，就是以下三點：

一是減肥。如果減少飲食用量，這就表示糞便的基礎垃圾也會減少、排便的次數當然也會減少，這樣就容易引起便祕。

另外則是女性特有的荷爾蒙影響。生理期前分泌的荷爾蒙，有著會使腸道工作變遲鈍的特徵。如果運送糞便的腸道蠕動減緩，糞便當然就不容易被排出。

還有一點，就是忍耐便意一事。女性在外出時，就算感受到便意，也可能因為覺得害羞而傾向盡量忍耐。如果長期持續無視便意，那麼久了就不會有便意了。

如果讓糞便這種刺激性物體，大量而且長時間滯留在直腸或肛門附近，淋巴

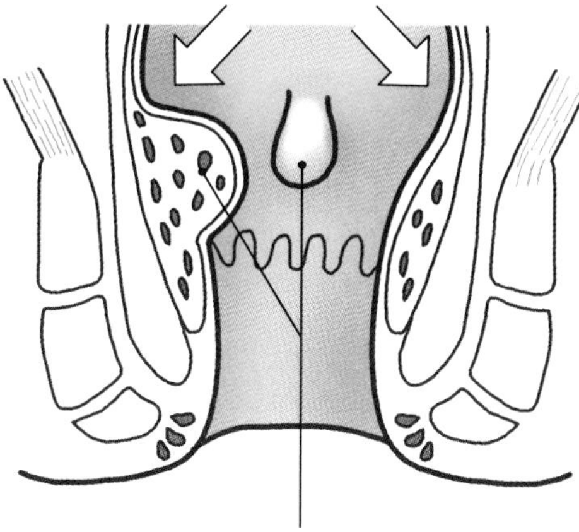

產生瘀血、形成內痔

球來不及打掃，自然也容易發炎了。

另外，擠壓下腹會對肛門造成負擔，堅硬的糞便也很容易傷到肛門的黏膜；加上糞便的細菌就從該處造成感染，使得發炎情形更加惡化。

便祕會給肛門雙重甚至三重的打擊，是引發痔瘡最重大的原因。

發炎的原因3 腹瀉

出乎意料之外地，其實有非常多男性苦於腹瀉，甚至一天會跑個三次、或四次以上廁所的人，實在不少見。

除了便祕以外，其實腹瀉也會引發肛門發炎，一樣是痔瘡的成因之一。

水分多的糞便非常容易浸透肛門黏膜，是引起發炎的導火線。若是糞便持續浸透下去，黏膜本身就會越來越虛弱。如果腹瀉情況非常頻繁，那麼危險性就會更高。

腹瀉時，會從肛門氣勢十足的噴出水狀的糞便，這就像是土石流沖削河岸一樣，同時也會傷及肛門黏膜。

若是水狀糞便氣勢如虹的噴出來，就表示糞便會由肛門腺窩往肛門腺的方向壓迫。

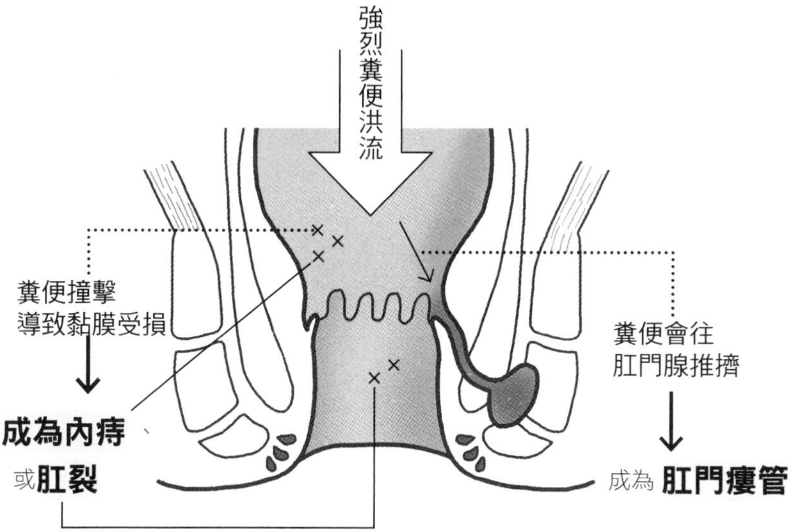

如果健康情況良好，局部免疫還能夠擊退細菌；但若是因一再的壓力或者疲勞導致免疫力下降，那麼肛門腺可能會發炎化膿。一旦惡化，就會成為「肛門瘻管」。因此比起女性，男性更容易有此症狀。

老是有腹瀉情況的人，預防痔瘡的第一步，就是調整排便狀況。**肛門瘻管由於有癌病變的風險，因此是痔瘻問題❶中最嚴重的第一名，手術率也是百分之百。**只要有腹瀉情況，就應該努力改善。

❶：痔瘡與肛門瘻管都會引起肛門腫痛不適，兩者合稱為「痔瘻問題」。

發炎的原因 4 畏寒

冬天會感到寒冷是理所當然，但空調如此普遍的現今，有越來越多人連夏天也有寒冷的困擾。這種畏寒，也是引起肛門發炎的原因之一。

一旦身體冷卻，肛門周邊的血管就會收縮，血液循環也會變得不良，因為瘀血而引起發炎。

在設置了許多電腦的辦公室或研究設施、處理生鮮食品的超市等地方，室溫都會設定得比較低，因而在這類職場的工作者，就非常容易因為畏寒而發展成痔瘡。

另外，在辦公室工作的人，除了感受到冷氣的寒冷外，長時間坐在椅子上面對電腦，加上運動不足導致瘀血，讓痔瘡的風險更是高到不能再高。

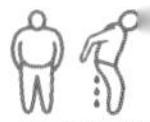

發炎的原因 5 飲酒

有許多人認為，喝酒之後體溫應該是會上升——但這其實是非常大的誤解。由於酒精有擴張末梢血管的作用，因此血流循環確實會變好。喝酒之後臉會很紅，就是由於血液流到末稍，因而使得體表溫度上升。

但是人類的血液量畢竟有限，如果血液都集中到身體表面，那麼**在身體內側的血流反而會不足，導致肛門附近容易形成瘀血**。

另外，酒精本身就是容易引起發炎的物質，如果因為飲酒過量而引發腹瀉，那麼就是瘀血加發炎的雙重打擊了。這在傷害肛門上完全就是踩了油門加速，因此一定要留心，不要過量飲酒。

發炎的原因 6 運動不足

糖尿病、高血壓、動脈硬化或肥胖等，幾乎所有生活習慣病共通的原因，就是運動不足。痔瘡也是生活習慣病的一種，因此也不例外，「幾乎沒在運動」的痔瘡患者可說是非常多。

一整天都坐著工作的人，罹患痔瘡的機率特別高。若是長時間一直坐著，下半身的靜脈血液就很難回到心臟，臀部的血液循環也會變得非常差。

坐著時，上半身的重量負荷會完全加諸於臀部上，因此很容易形成瘀血、引起發炎，最終導致痔瘡的產生。

發炎的原因 7 生理期、妊娠、生產

生理期時的女性，肛門黏膜非常容易產生發炎情況。

原因還不十分明確，但很有可能是「黃體素（孕酮）」及「雌激素」這兩種女性荷爾蒙，從生理期前到生理期當中會迅速下降所產生的影響。

另外，妊娠及生產也經常是引發痔瘡的原因。這是由於孕期當中，變大的子宮會壓迫下大靜脈，導致肛門和直腸周邊的細小靜脈產生瘀血，所以容易形成痔瘡。

更甚者，生產時下腹會非常用力，可能會造成肛門脫垂。生產後為了供給母乳也很容易導致水分不足、糞便硬化，造成排便時肛門受傷，也都是罹患痔瘡的原因之一。

痔瘻問題分為「痔核（內痔與外痔）」、「肛裂」「肛門瘻管」三種

我們常聽到的痔瘡就是「痔核」，一般會稱為「內痔」或「外痔」，男女患者都非常多，大約占了痔瘡患者的六成。

我想大家也常聽到「痔瘡破掉」這種說法吧？這種症狀的正式說法是「肛裂」，以女性患者來說，是數量僅次於痔核的病例。這是由於女性有便祕情況者較多，因此堅硬的糞便通過肛門時，撕裂的病例也就比較容易出現。

最後則是「肛門瘻管」。這個名詞大家可能比較不熟悉，俗名又叫「肛漏」，以男性患者來說，是數量僅次於痔核的病症，佔了13%。由於肛門瘻管是慢性腹瀉引起的，可以想見容易腹瀉的男性患者會較女性為多。

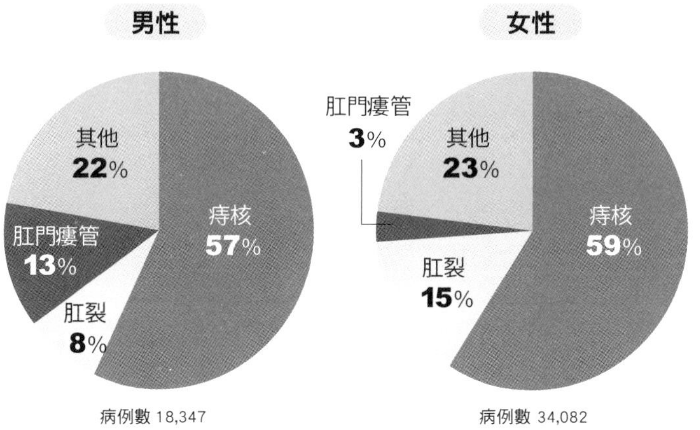

平田肛門科醫院調查（1990～2016年）

女性罹患肛門瘻管的比例較小，約為3%，但近年來有上升的趨勢。我想這與工作的女性增加，生活型態逐漸與男性相同所產生「女性男性化」的情況有關。

接著來詳細說明這三種痔瘡。

類型1 痔核

痔核，是在肛門周邊形成的一種動靜脈瘤。

是由於肛門的緩衝組織發生瘀血、出血，導致肛門內部突起、或是組織下垂。由於形狀就像一個疣一樣，因此在日本常被稱為「疣痔」。

而痔核分為「內痔」及「外痔」兩種。

內痔是形成在齒狀線內側，而外痔則是在齒狀線外側。

內痔如果變大，排便時就會從肛門裡跑出來，也就是所謂的「脫肛」。

最一開始，掉出來的組織在排便後會自然回到原位去，但症狀繼續惡化的話，組織就會越來越大，得要用手指去壓才能讓它縮回去了。

甚至有非常嚴重的病例，是放著不管幾十年，結果把內痔養得像蘋果一樣大，完全脫垂在外。

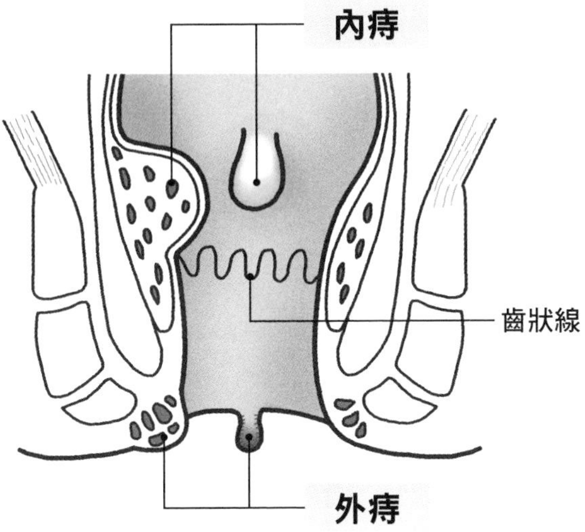

內痔有許多病例，患者都是在脫肛或出血之後才發現自己有痔瘡。會有這種情況，是由於內痔是在齒狀線內側、由自律神經操控，並不會感覺到疼痛。

緩衝組織會下垂的原因，通常是因為排便時用力擠壓，強烈腹壓導致緩衝組織無法維持彈性，結果就和周圍的組織一起垂下去了。

內痔依據嚴重程度可分為等級Ⅰ～Ⅳ，總共四個階段（參考111頁）。這個階段圖片只是用來判斷狀態，並不是表示痔核的大小。

另一方面，外痔是由於肛門的緩衝組織血液循環惡化，以至於齒狀線外側（靠肛門處）僵硬而產生。

外痔和內痔不同，幾乎大部分病例都會伴隨疼痛感。這是由於疾病形成的部位，是由和皮膚相同，會感覺到疼痛的脊髓神經操控所致。

若為外痔，不管有沒有排便都可能會出血、疼痛，又或在舉起重物時，只要腹部用力就會疼痛。

配合症狀來診斷內痔的四個階段

等級 I

排便時會出血，
沒有脫垂。

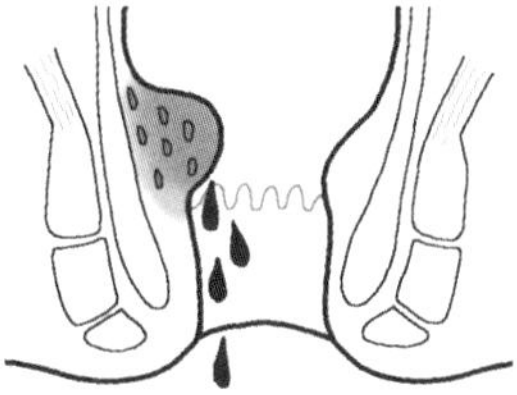

等級 II

排便時會脫垂，
排便後自然恢復
原狀。

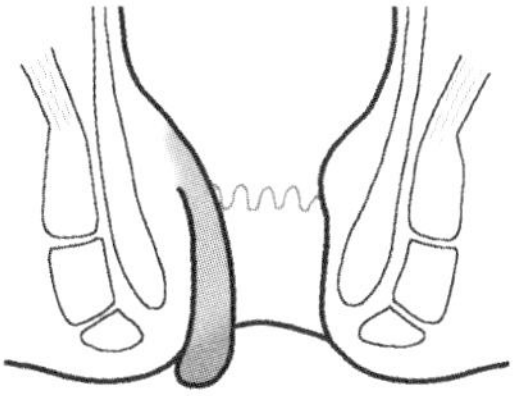

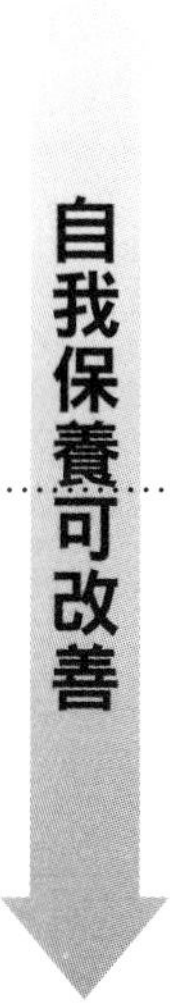

等級 III

排便時會脫垂，
不用手指按壓就
不會縮回去。

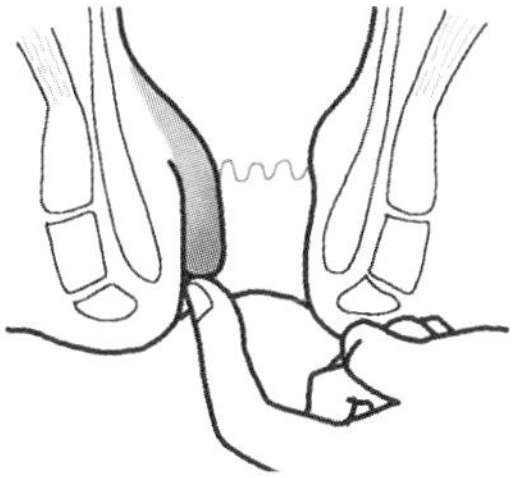

等級 IV

經常脫垂在外。

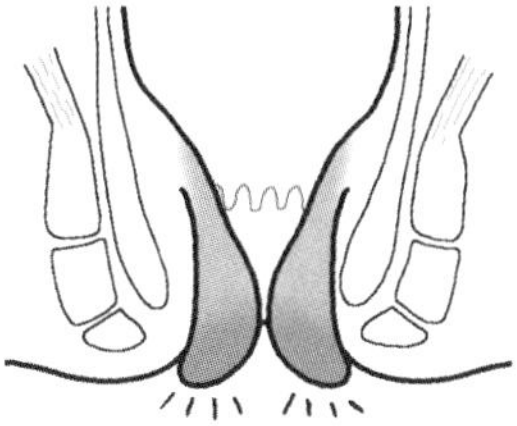

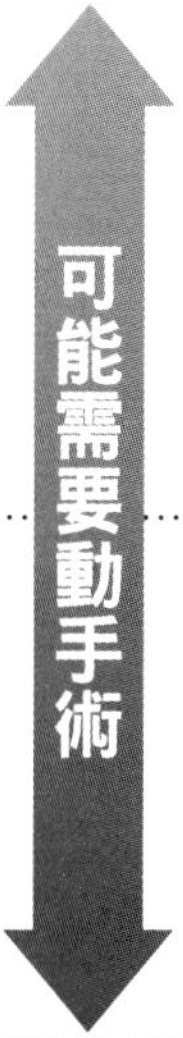

關於痔核的藥物、注射及雷射療法

如同先前所說的，世界的主流是內痔不使用手術來治療。基本上是盡可能地不動手術，只改善生活習慣、以及使用藥物治療。

會使用在痔瘡治療上的藥物，大致上有三種。

一種是為了止痛以及止血，而放入屁股中的「栓劑」；第二種是為了止痛以及止血而使用的「藥膏」；第三種則是抑制發炎、改善血液循環的「內服藥」。

需要注意的是**該藥物是否含有類固醇成分**。

會有這麼說，是由於長時間使用類固醇藥物，很可能會造成皮膚潰爛、真菌感染（由於黴菌造成的感染型疾病）等副作用。

如果非得要使用類固醇藥物的話，要間隔三天、或是一個星期，一定要有短暫的停藥時間。

如果是等級Ⅲ以上，已經惡化到對日常生活造成障礙的內痔，就有可能需要進行手術。

如果是我要進行手術，會採用「括約肌保護結紮切除半閉鎖法」這種手術方式（參考115頁）。這種手術方式不會傷到肛門括約肌，是能夠只去除內痔核、重建黏膜的方法。

肛門括約肌的工作是夾緊肛門，以免糞便和氣體外洩，若是一不小心在手術中傷了肛門括約肌，就可能使糞便外漏等，在生活中造成非常大的問題。

若要動手術，最重要的就是將手術後的風險降到最小。在這方面，只要用對方法，就不需要擔心會有後遺症。

另外我也採用雷射治療「ＩＣＧ併用半導體雷射療法」（參考115頁）。不需要切開，只要照射雷射光線就能夠縮小內痔，也不會傷及肛門括約肌，而且幾乎不會產生疼痛感。

另一方面，雖然是外痔，只要沒有造成發炎，就不需要動手術。如果疼痛感非常強烈、或者腫脹十分嚴重時，可能會需要切開取出血栓，但動手術的比例也非常少，大約只有０．５％左右。

話說回來，應該很多人曾經聽說過「ＡＬＴＡ療法（硬化劑注射治療）」這種治療方式。這是使用注射來治療內痔，但這個方法會將遠超過一日安全標準量１６００倍的鋁注入痔核中。雖然這在日本和中國頗為盛行，但在美國及歐洲卻是不被允許的（編按：台灣已淘汰此療法）。

鋁是重金屬，據說會對腦部造成傷害。考量到患者的20年後、甚至30年後的將來，此方式應不予採用。

去除內痔核
「括約肌保護結紮切除半閉鎖法」

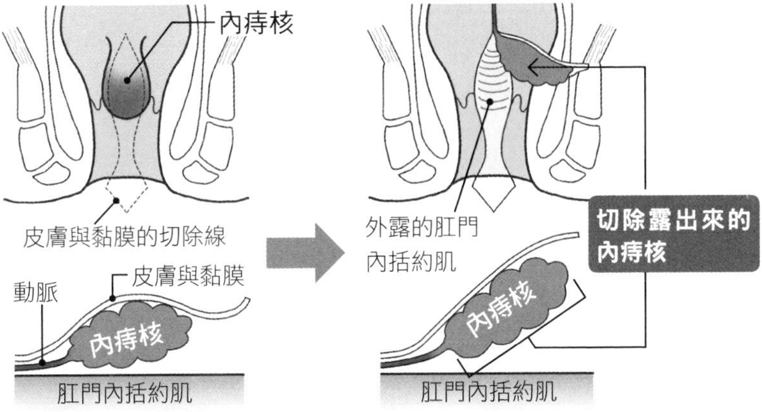

①依照圖上的切除線，盡可能不使皮膚及黏膜受損，將其切開。

②只將提起來的內痔核切除，完全不傷及括約肌。

ICG併用半導體雷射療法

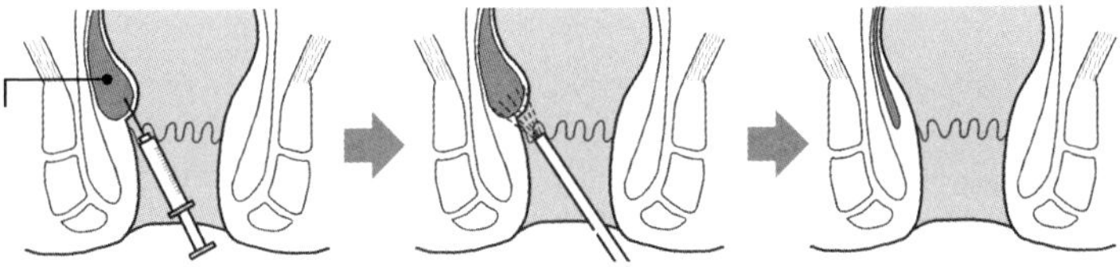

①將能夠吸收雷射的 ICG 色素注入內痔核。

② 使用半導體雷射光線照射。

③ 只有內痔核會被燒灼縮小。

類型2 肛裂

肛裂（痔瘡破裂）是當堅硬的糞便從肛門排出時，齒狀線外側的肛門上皮撕裂的症狀，也就是臀部的外傷。這與多半不會疼痛的內痔不同，肛裂會有強烈疼痛感，甚至會出血。

肛裂最大的原因就是便祕。如果一便祕，糞便就會變得堅硬、難以排出，因此就很容易想要擠壓腹部，硬把糞便擠出來。如此一來，肛門就會受到腹壓以及堅硬糞便的雙重打擊，以至於受傷。

另一方面，腹瀉也是肛裂的原因之一。這是由於氣勢如虹的水狀糞便一再通過，也很容易導致肛門發炎以及引發外傷。

肛裂會發生在齒狀線以下、靠近肛門的地方，這裡的組織與皮膚相同，卻不像肛門深處那樣有彈性，因此只要稍微刺激一下，就很容易撕裂或發炎。

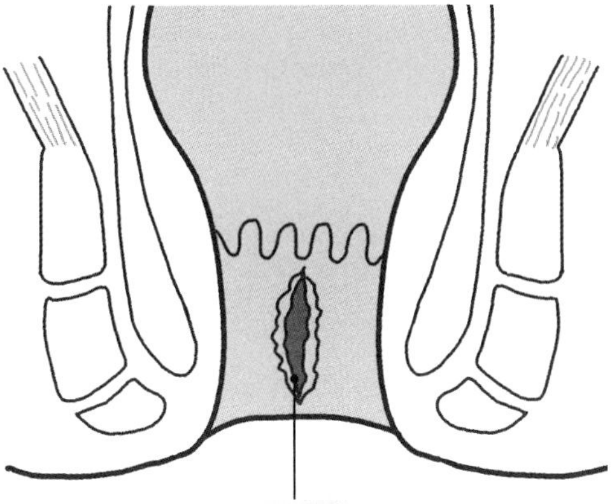

另外，容易產生肛裂的部位，就是肛門管靠背面的中間一帶。這是由於從直腸往下移動的糞便容易撞到肛門靠背處中間，因此容易受傷。並且這個部位血流較小，也很容易引起發炎等，都是肛裂主要原因。

有不少患者是內痔和肛裂合併症狀。這是由於在內痔脫垂時，肛門上皮會受到物理性刺激，所以容易受傷。

無論如何，共通的原因就是便祕。

反覆肛裂導致的「肛門狹窄」

請回想一下手腳割傷時，傷口治癒的情況。傷口會慢慢的閉合、最後變成一條細線。仔細看看應該就能發現，這條細線旁邊的皮膚，是從兩邊往傷口方向拉緊的。這是由於傷口的部分收縮，拉動了周遭的皮膚以及黏膜。

肛裂後的肛門，也會發生一樣的情況。反覆撕裂之後痊癒，那麼黏膜拉扯的情況也就會不斷上演。

肛門在結構上是一個筒狀，不斷重複拉緊動作的話，肛門的圓周就會越來越小、變得狹窄。非常嚴重的狀況下，可能狹窄到連一根手指也放不進去的程度。這就是所謂的「肛門狹窄」。

肛門狹窄的主要原因是肛裂。但若是由不熟悉動刀的醫師進行手術，因手術而產生的傷口周圍會收緊，導致肛門狹窄。尤其是大型內痔手術，在手術後演變

傷口「收緊」導致肛門狹窄

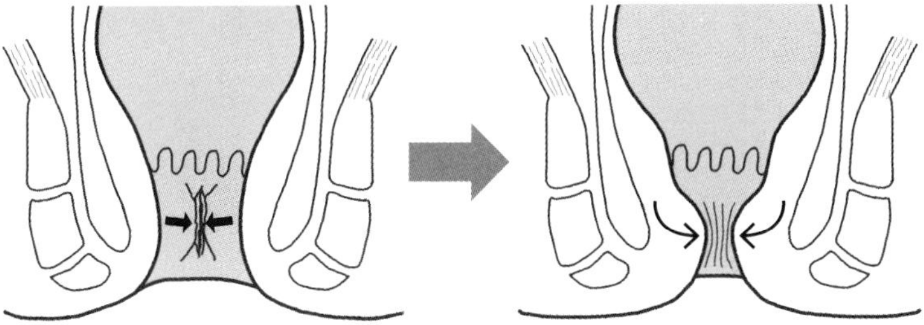

①裂開的黏膜治癒時，會拉扯周邊的皮膚。

②如果反覆肛裂，圖①當中的皮膚拉扯也會反覆發生，導致肛門越來越狹窄。

為肛門狹窄的病例非常多。

一旦變成肛門狹窄，原本就有些容易便祕的患者，糞便就更加難以排出了。甚至有些非常嚴重的病例，對著腹部用力想擠出來，好不容易排出來的糞便也只有鉛筆般粗細。

必須進行手術的肛裂、肛門狹窄

以肛裂來說，基本上是不需要動手術的，只要改變生活習慣、並加以投藥便能有所改善。

為了要改善症狀，首先最不可或缺的，就是改善造成肛裂的便祕或腹瀉。攝取較多的食物纖維、開始運動、控制排便，都可以幫助發揮身體的自癒力。

藥物治療方面，則會使用抑制發炎情形的消炎藥。

但是，若是長久以來放置不管、已經慢性化的肛裂，也可能會需要動手術。在反覆撕裂又痊癒之後，有些傷口會有潰瘍症狀。一旦變成這種情況，肛門會變得狹窄、甚至有些僵硬，造成排便上的困難。為了要使肛門恢復原先的柔軟，就必須進行手術。

肛門狹窄的大前提，也是使用保存療法來觀望情況，但若未見改善，就必須動手術。

若是慢性化的肛裂或肛門狹窄，所進行的手術為「sliding skin graft 法（SSG 法＝皮瓣移植手術）」。

先使用手術刀將潰瘍化的傷口切除，再將正常的肛門皮膚移到該處覆蓋。因傷口馬上就會被皮膚覆蓋，也不會傷及肛門內括約肌，因此不需要擔心疼痛感或後遺症，治療後肛門也不會變得狹窄。住院時間約 7～10 天。

但是，就算肛門會比手術前還要寬一些，手術後和健康之人相比，肛門仍然較為狹窄的病例並不少見。

因此，為了不在術後仍舊有排便障礙情況，最重要的就是持續不會引起便祕或腹瀉的生活習慣。

類型 3 「肛門瘻管」

在肛門的齒狀線上，有12個左右稱為「肛門腺窩」的小孔洞。從這個袋口，會連接到肛門腺。

糞便會進到這些肛門腺窩當中。一般歸功於局部免疫的功效，是不會引起發炎的。但若是有嚴重腹瀉，導致大量水狀糞便排山倒海的通過，那麼就會衝過肛門腺窩，直接壓迫到肛門腺。

此時，若是再加上疲勞或壓力等，導致免疫力下降，那麼就無法防止細菌感染、引起發炎。肛門腺開始化膿。這樣腫脹又發膿的狀態，就稱為「肛周膿瘍」。特徵是強烈的疼痛、並帶有灼熱感。

蓄積在肛門腺的膿液，會往壓力較小的方向持續挖坑前進，而最後流出的出口多半是皮膚，有些也會從黏膜處擠出來。

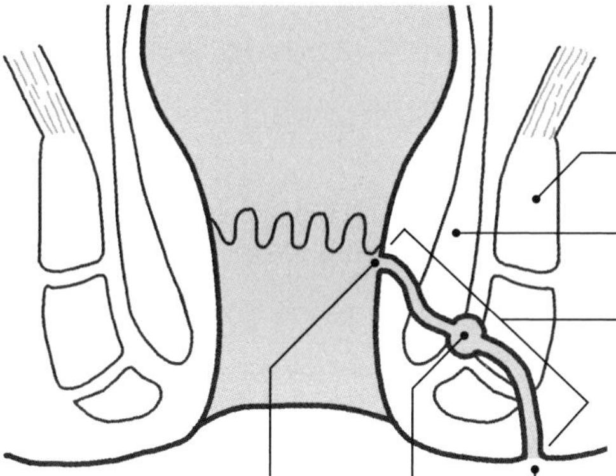

這個細菌進入的肛門腺窩稱為「原發口」（一次性入口）；一開始有細菌感染的肛門線則稱為「原發巢」；膿液的出口則稱為「二次入口」。

肛門腺被細菌感染，膿液就會朝著皮膚方向形成隧道，在肛門內外形成一條連接的通道，這就是「肛門瘻管」。肛周膿瘍可說是肛門瘻管的潛伏階段。

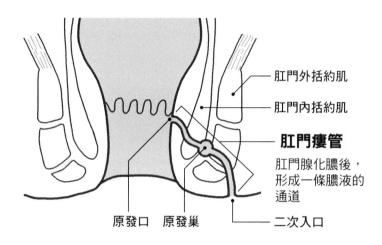

癌化的案例，百分之百需要進行手術

肛門瘻管的患者，數量最多的就是青年期到中年期的男性。年輕又拚命工作的男性，由於太過忙碌，心情上總是希望能夠早點離開廁所。而腹壓又本來就比較強，因此會在解放時對下腹過於用力，氣勢十足的將糞便排出。可能是因為這樣，所以糞便非常容易進入肛門腺窩。

另外，**肛門瘻管還有個特徵，就是喝酒的男性病例較多。可以想見是由於酒精容易造成腹瀉的緣故。**

在剛開始化膿造成肛周膿瘍的階段，只要切開來讓膿液流出，症狀就會轉好。但若膿液的通道已經形成，肛門瘻管的情況加劇，只切除掉膿包是不夠的。如果不透過手術將已經成為原發巢的肛門腺、以及成為原發口的肛門腺窩摘除的話，疾病就會復發，因此肛門瘻管百分之百需要進行手術。

不傷及肛門肌肉的手術方式

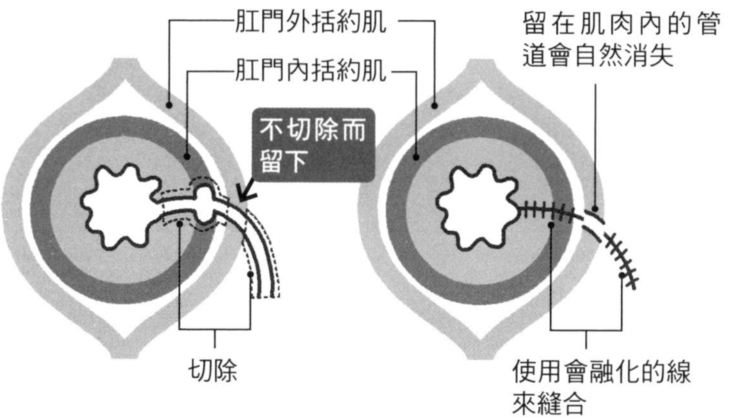

如果多年來都不去理會肛門瘻管，那麼通道甚至會開出許多岔路，也有會轉變為癌症的情況。為了要防止這樣的情形發生，絕對要進行手術。

肛門瘻管的手術，最重要的就是會不會傷到括約肌、造成未來肛門可能無法緊閉。

我所採用的是「肛門括約肌保存手術（括約肌間瘻管結紮術，LIFT法）」，這是盡可能不切除肛門括約肌，只摘除原發口、原發巢及二次口的方式，也是目前後遺症風險最小的肛門瘻管手術方式。

以為是痔瘡，結果卻是癌!?
隱藏在痔瘡下的重大疾病

大多數人只要屁股出血、感到疼痛，就會覺得「是痔瘡吧？」同時也會想著「應該不久就會好了吧」「又不會死掉」「惡化的話再去看醫師好了」，就這樣放著不管。

但是，**也有些病例是「還以為是痔瘡，去接受診療之後才知道是大腸癌」的情況。**

以下段落，我們就來解說容易被誤以為是痔瘡的疾病吧。

⊙大腸癌

大腸癌有非常多病例，是由於其症狀為肛門出血、血便等，與痔瘡十分相似而被不被理會，導致發現過遲。

針對前來平田肛門科醫院診察痔瘡的500名患者進行精密檢查，發現當中有22人罹患大腸癌，比例上約是4.4％。這和一般團體健康檢查發現大腸癌的比例0.15％相比，是約30倍之多。

特別需要留心的，就是曾經治療過痔瘡的人。這是由於這些患者即使看到肛門處有出血，也很容易認為「又是痔瘡吧。」只要有出血或者血便，還請務必向醫師諮詢。

有一次，我診察了一位苦於臀部發癢的50來歲男性。診察之後發現肛門當中已經潰爛，因此進行抑制發炎的治療，但仍然無法減輕其發癢症狀，因此為他進行大腸內視鏡檢查，卻在直腸找到癌細胞。這是會產生分泌液、非常稀有的癌症病例。

就算是不覺得有異常，建議只要超過40歲，每兩年就要接受一次大腸內視鏡檢查[1]。國際上也認可，如果能夠兩年檢查一次，多半是不會漏看。

雖然也可以選用糞便檢查來判斷是否罹患癌症，但由於此種方式有46%會漏看，因此並不被歐美採用。如果要接受檢查的話，還是建議選擇大腸內視鏡檢查。

❶：依台灣衛福部標準，每2年做一次糞便潛血檢查，或是第一次接受大腸鏡檢查，之後若無特別異狀，5～8年再檢查一次即可。

⊙直腸脫垂

直腸脫垂病如其名，就是直腸發生脫垂現象。這是年輕和壯年男性容易罹患的疾病，可能是由於排便時強烈對下腹用力造成的。在高齡者當中，女性可能是由於妊娠、生產的損傷加上老化的影響，也有不少病例。

⊙直腸黏膜脫垂

只有直腸黏膜錯位滑到肛門附近的症狀。這是由於體質或者老化所引起的，並不算是疾病。

⊙直腸肛門疼痛

典型的症狀是「站著就會痛、躺下來就不痛了」「早上時不痛、但是傍晚就開始痛了」。有許多病例是由於直腸黏膜脫垂導致黏膜掉落，因此而感到疼痛。只要抑制發炎情況、控制排便後就會改善。

⊙肛門管癌

這是在肛門形成的癌症，病例並不常見。大多數病例是由於長久不治療肛門瘻管、任其惡化而產生。

⊙克隆氏症

這種疾病是由口腔至肛門為止的消化器官發生潰瘍，長出了纖維化的腫瘤。原因不明，但可能是由於飲食歐美化導致患者增加，或與基因遺傳有關。

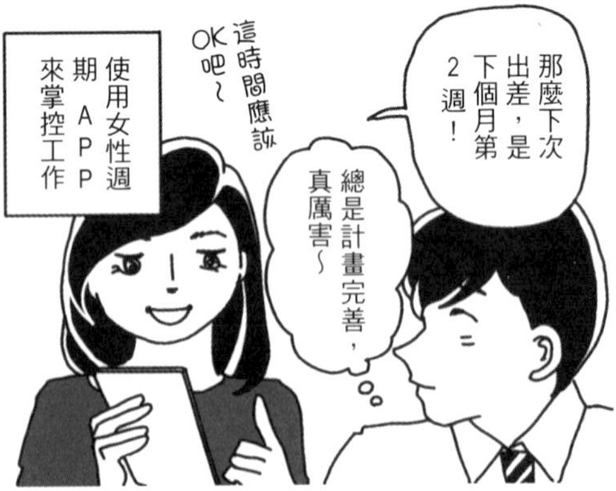
那麼下次出差，是下個月第2週！
總是計畫完善，真厲害～
這時間應該OK吧～
使用女性週期APP來掌控工作

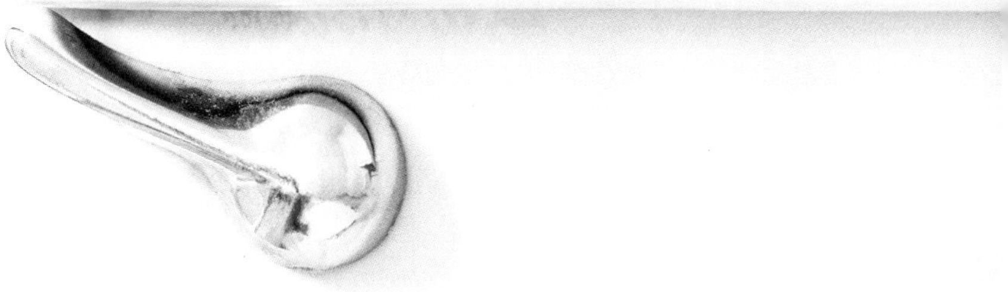

第 4 章

讓痔瘡
不藥而癒的方法

試著在細胞汰舊換新的三個月內改善生活習慣

至今，我大約接觸過38萬名痔瘡患者，所以更深刻感受到人類的「自癒力」有多麼厲害。

半年前的自己、一年前的自己，大部分的人都以為自己沒什麼改變，但其實組成我們身體的細胞每三個月會全面汰舊換新一次，身體之所以看起來與之前無異，是因為宛如設計圖的遺傳基因不曾改變。

所以我常以「在接下來的三個月努力看看吧」來鼓勵患者。

「以自己的力量治癒身體吧！」

「想要恢復健康！」

當患者抱著上述的想法堅持三個月，身體的自癒力就會啟動，也會因為活力充沛的細胞而重生。此時不僅痣瘡得以痊癒，身體狀況也會跟著改善。

那麼，為此我們需要做些什麼呢？不需辛苦的重量訓練，也不需要太過嚴苛的飲食限制，只需要調整一下生活習慣，就能提高自癒力。

本章要介紹的是能具體改善生活的祕訣，而且每個人都能輕易執行。

生活習慣的改善不能只是三分鐘熱度，否則就一點效果也沒有。但突然逼自己大幅調整生活習慣，恐怕也很難持之以恆，所以請大家先從比較容易上手的部分開始。

手術與藥物固然能改善痔瘡的問題，但調整生活習慣不僅可解決痔瘡，還能讓身體的每個角落變得更健康，不僅不會有任何副作用，也不會復發。

反正就當成被我騙一次，請大家先堅持三個月，試著改善原有的生活習慣吧。

擬定抗壓對策

①讓壓力減半的心理切換法

近年來，研究心理與免疫力關聯性的「精神神經免疫學」，發現壓力會使人類的免疫機能大幅下降。

以醫學系學生在考試前兩週的情況為例，淋巴球之一的「自然殺手細胞」的活性與免疫物質「IL-2」的量都會下降，而造成身體發炎的荷爾蒙「腎上腺素」則會因為壓力而大量分泌。

造成免疫力下滑與發炎的壓力，可說是痔瘡的大敵。

應該有不少人為了「討厭的上司」以及「沉重的工作」所苦，卻又不能就此辭掉工作吧？開頭的漫畫也有提到，「討厭的上司」或是「沉重的工作」並非壓力，只是一種單純的刺激而已。將這種刺激轉換成壓力的，正是我們自己。

有些人會將指數10的刺激當成指數 5，有些人卻會看成指數20或30。而且我們無法主動改變這些刺激，只能改變自己看待刺激的方法。

我常對人際關係不順利的患者說：「把這些問題看成是上天賜予的試煉，在心中雙手合十試試看吧？」像這樣「感謝上天的試煉，讓自己得以成長」「不要讓自己變成如此討厭的人」的說法意外地頗受好評，甚至有許多患者說「這簡直是放鬆心情的良藥」。

接著介紹的生活改善法，除了能調整體態外，也能降低刺激，讓身心合為一體，調整體態的同時也調整心態。

② 勇敢地以刪除法排定行程

「那個不做不行」「這個再不做就完蛋了」。各位讀者是不是每天都像這樣被滿滿的行程逼得走投無路？

痔瘡患者通常是被堆積如山的工作或家事壓得喘不過氣的人，不管是生理還是心理都長期疲勞，長此以往才引起發炎症狀。

請大家暫且停下腳步仔細想想，這些真的是非做不可的事情嗎？通常會發現一些不做也沒關係的事情混在行程裡。

排行程時最常見的，就是不斷累加新的預定事項。**如果覺得行程有壓力，或是覺得疲於奔命時，請試著狠下心，以刪除法的方式排定行程。**

我通常會在早上睜開眼睛時，仔細地感受自己的生理與心理狀態。如果覺得「疲勞似乎還未完全消除」「好像快要感冒了」，那我就會取消晚上的預定事項，這就是以刪除法排行程。

在我的診所，每天都有特地從遠方趕來就診的患者，無論如何都不能突然休診，這也讓我在這33年內，未曾有過一天停診。

每天加班，意味著壓力會每天累積。大家不妨反問自己，這些加班真的得以現在的方法來做，或者非得你親自執行不可嗎？

重新檢視工作效率之後，往往會發現把能交出去的工作交給別人，減少預定事項或活動量，還是能創造相同的工作成果。調好身體狀況，讓腦袋保持清醒，反而能提升工作品質不是嗎？

除了公事外，私領域的行程也能採用刪除法排定。例如週末要去打高爾夫的話，不妨提早一個小時就寢或是前一天少喝點酒，讓身心都放鬆，也能打從心底享受打球的樂趣。

排行程時，請大家試著採用刪除法代替累加法看看吧！

③ 多留意身體傳來的訊息

身體從不說謊。

一旦累積過多壓力或疲勞，身體就會發出莫名的 SOS 訊號。

例如食欲就是一種訊號。如果食欲比平常低落，很有可能就是積累太多疲勞與壓力，也有可能是身體某處出了問題。

大家應該遇過有食欲卻食不知味的情況吧？雖然都在同一間店吃午餐，有時候還是會覺得味道不太一樣，這是因為身體狀況的好壞會影響對味道的感受。

同理可證，肛門的疼痛與出血也是身體狀況的氣壓計。

「屁屁大出血」的背後，有可能藏著重大疾病。

覺得身體有點不舒服卻放著不管，以為「之後自己會好」「去看醫師很麻煩」，痔瘡患者常常會這樣忽視身體的訊息，硬是一意孤行。

一如口渴需要喝水，希望大家能聽從身體的聲音，滿足身體的願望。

・覺得疲勞　↓早一小時睡
・胃腸不適　↓少吃一點促進消化的食物
・今天排便不順　↓多吃寒天、納豆這類高纖食物
・手腳冰冷　↓泡澡泡20分鐘以上

如果肛門出血或感到疼痛，那就是身體在發出ＳＯＳ，請務必去醫院就診，讓醫師檢查有沒有其他重大疾病。

正確地了解身體狀態是非常重要的，若能即時傾聽身體的聲音，就不需要動手術來解決了。

便祕對策

① 一天攝取20 g的膳食纖維

要想緩解便祕，攝取膳食纖維是不二法門，日本人的每日膳食纖維攝取量應在20 g以上才符合標準[1]。

早期認為，無法被人類消化酵素消化的膳食纖維，是沒什麼營養、沒有用處的，但近年來的研究卻發現膳食纖維可降低膽固醇的吸收，讓大腸癌不易形成，還能預防其他的生活習慣病。

容易消化的食物不容易形成糞便，對大腸黏膜的刺激也較小。而膳食纖維除了會刺激腸道的黏膜，也是糞便的原料，換言之，**是於身體無害的天然瀉藥**。

膳食纖維大致可分成兩種，一種是可溶於水的「水溶性膳食纖維」，可讓糞便變得柔軟；另一種是不溶於水的「非水溶性膳食纖維」，具有刺激腸管的功效。

不論水溶性與否，兩者都具有緩解便祕的效果，各攝取一半是最理想的比例。

那麼，哪些食品含有豐富的膳食纖維呢？

許多人的第一印象是蔬菜，但其實蔬菜的膳食纖維含量並不高。假設要攝取20g的膳食纖維，得吃10~20顆蕃茄或是20根小黃瓜以上，這應該是不太可能達成的任務吧。

水果、蒟蒻、海藻類食材都含有大量的水溶性膳食纖維。富含非水溶性膳食纖維的是穀類、蔬菜、豆類與芋薯類。

能輕鬆攝取膳食纖維的早餐則是小麥麩皮製作的燕麥。若打算吃沙拉當早餐，則建議做海藻沙拉，會比生菜沙拉攝取更多膳食纖維。甜點若選擇寒天果凍，也可攝取更多的膳食纖維。

也可花點心思在主食拌入一些膳食纖維，例如選擇葡萄麵包當早餐的麵包或是吃五分白米❷，或在白米拌入燕麥或寒天。

請大家參考143頁的膳食纖維食材表，花點心思，設計能兼顧效率與美味的攝取膳食纖維攝取法吧！

平田醫院會請患者每天撰寫膳食纖維日記，主要的內容是今天攝取了幾公克膳食纖維。之所以會請患者這麼做，是因為要注意自己攝取多少膳食纖維時，就會更積極地攝取。

要注意的是透過健康食品的錠劑攝取精製的膳食纖維與一般膳食纖維的情況，因為以這類健康食品攝取時，千萬不能攝取太多。

❶：台灣衛福部建議的每日膳食纖維攝取量為25～35g。

❷：五分白米：將糙米米糠磨掉50％的白米。

膳食纖維豐富的食材

海藻的膳食纖維含量可說是獨領風騷！大豆製品有納豆、黃豆粉以及眾多的食品，怎麼吃也不會膩。蔬菜的種類也很多，建議大家每天攝取。燕麥與加州梅是非水溶性與水溶性膳食纖維都均衡的模範生！

食品名稱（每餐平均重量）	膳食纖維總量	水溶性膳食纖維	非水溶性膳食纖維
木耳／乾燥（10 公克）	5.7 公克	0	5.7 公克
寒天粉（3 公克）	2.4 公克	—	—
鹿尾菜／乾燥（10 公克）	5.2 公克	—	—
海帶絲（10 公克）	3.9 公克	—	—
海帶芽（20 公克）	3.6 公克	—	—
蘿蔔乾／乾燥（10 公克）	2.1 公克	0.5 公克	1.6 公克
大豆／水煮（40 公克）	2.6 公克	0.4 公克	2.3 公克
黃豆粉（20 公克）	3.6 公克	0.5 公克	3.1 公克
納豆（50 公克）	3.4 公克	1.2 公克	2.2 公克
牛蒡／汆燙（40 公克）	2.4 公克	1.1 公克	1.4 公克
地瓜（40 公克）	1.5 公克	0.4 公克	1.1 公克
玉米（100 公克）	3.1 公克	0.3 公克	2.8 公克
燕麥（40 公克）	3.8 公克	2.4 公克	1.4 公克
蕎麥麵／水煮（100 公克）	2.0 公克	0.5 公克	1.5 公克
加州梅／乾燥（50 公克）	3.6 公克	1.7 公克	1.9 公克

根據「7 訂 食品標準成分表」製作

— = 難以區分水溶性與非水溶性的種類

② 攝取充足的水分

據說一天流入腸道的水分多達12公升，其中光是唾液、胃液、膽汁、胰液、腸液這類消化液就占了約10公升。

反觀喝進身體的水分最多不超過 2 公升，由此可知消化液的量非常多，連帶證明糞便的水分大多是消化液。

糞便最理想的硬度大概是軟管牙膏的感覺。但多喝水，真能讓硬硬的糞便變軟嗎？

答案是令人遺憾的，事情沒有這麼簡單。喝進身體的水無法讓糞便軟化，而是會立刻被腸道吸收。

縱使需要攝取水分，牛飲也不是一件好事。過度攝取水分會導致胃酸分泌不足、食欲不振，反而會讓排便的生理節奏變得不規律。

有些便祕患者為了讓糞便變軟而大量攝取水分，但還是無法緩解便祕的症狀。

所以不需要攝取水分嗎？也不是這個意思，而是比起喝水，更應該「多攝取腸道無法吸收的水分」，也就是攝取富含水溶性膳食纖維的水分。只要多吃富含水溶性膳食纖維的食品，糞便就能立即變軟。

首推的是白米，因為生米煮成熟飯後，會含有大量的水分。光是一日三餐吃白飯，排便就會變得順暢，這也是透過主食緩解便祕的方法之一。

讓我們攝取適量的飲品，也盡可能多攝取一點富含水溶性膳食纖維的食品吧。

③ 增加腸道細菌

人體由約60兆個細胞組成。

那麼腸道有多少細菌呢？

答案是100兆個。

腸道細菌比組成人體的細胞還要多。人類可說是與腸道細菌共生共存，所以我們應該更重視住在同一個身體的鄰居才是。

腸道細菌大致可分成好菌與壞菌。

好菌可調整腸道功能、提升免疫力、促進食物消化、合成維生素，其中最具代表性的莫過於比菲德氏菌。

另一陣營的壞菌則會製造氨這類有害物質、降低免疫功能、產生致癌物質，最具代表性的是魏氏桿菌。

從1950年代開始，有一段時期很流行以抗生素殺死細菌，算是以抗生素為主的思維，但現在已是將腸道細菌視為幫手的益生菌思維。

順帶一提，小寶寶的腸道細菌約有91%為比菲德氏菌。大人也一樣，要促進健康，就得重視增加比菲德氏菌的方法。

最推薦的是多吃發酵食品。例如味噌、醬油、納豆、醬菜這類常見的食材，或是優酪乳、起士也可以，都有益腸道。將平常使用的鹽換成鹽麴，就能打造有益腸道健康的日常三餐，優酪當然也是保護腸道的經典食品。

牛蒡、洋蔥所含的寡糖是比菲德氏菌的糧食，建議大家積極攝取。

若想直接攝取活跳跳的比菲德氏菌，則可攝取「洛克飛顆粒（LAC-B）」這種生菌製劑。這種生菌製劑需要醫師的處方籤才能取得，因為便祕或拉肚子去醫院求診時，或許就能請醫師開立這種生菌製劑。

④不要依賴瀉藥

便祕大致可分成兩種型態。

一種是單純性便祕（暫時性便祕）。大家是否遇過「旅行時上不出來，一回家就解便」的經驗？這就是單純性便祕，也是生活節奏改變，臨時無法排便的症狀。只要回歸原本的生活，大概都能一如往常地排便，不需要太過擔心。

另一種是慢性便祕（習慣性便祕）。日本對便祕的定義，是三天以上不排便，或是每天排便卻覺得排不乾淨（殘便感），此時就需要從根本治療。

有許多便祕患者不喜歡求診，習慣隨便買點瀉藥解決問題。我明白他們只是想逼自己排便，但長期服用瀉藥是非常危險的，很可能會讓自己陷入不吃瀉藥就無法排便的「瀉藥成癮症」。

此外，若是因為 S 型結腸痙攣，導致糞便不易通過的「痙攣性便祕」，服用瀉藥會使腸道更加痙攣，進而引起腹痛或下痢的症狀。未經醫師診斷亂服瀉藥，很可能讓症狀惡化。

在歐美國家，一定會先規定「服用期間」，決不可能長期服用具有危險副作用的瀉藥。

瀉藥是以停藥為前提所開立的藥物，基本上，我不會以瀉藥作為治療便祕的處方。

瀉藥是一種外力，無法幫助患者自行排便。這種本質上從外部介入的藥物不僅無法治好便祕，也無法治好任何疾病。

請不要依賴瀉藥，而要檢視飲食內容與增加運動，提升自行排便的能力。

⑤別錯過最強烈的便意

經過消化的食物進入大腸後，便會一邊吸收水分，一邊移動，最終以糞便的型態囤積於S狀結腸，再從S狀結腸進入直腸時，就會產生便意。

這個便意與下列三種反射神經息息相關：

❶胃．結腸反射

當空蕩蕩的胃被食物撐開後，這種刺激就會透過自律神經傳至大腸，大腸開始蠕動後，就會產生所謂的便意。

每次用餐都會產生這種反射，胃部虛空的時間越久，這種反射就越強烈，因此，最為強烈的時段為早晨。

建議大家早上起床時，先喝水或是牛奶，此時突然被撐開的胃會產生強烈的胃部、結腸反射，也能感受到最為強烈的便意。

❷起立反射（姿勢、結腸反射）

從睡姿起身的動作也會刺激大腸蠕動，進而產生便意。而這個動作最常發生的時間點是一天之中的早晨，所以上午是排的絕佳時機。

❸視覺反射

一般人看到美食，就會不自覺地流口水，大腸也會同時開始蠕動。

大部分的人之所以吃完早餐就會想上廁所，主要就是與這三種神經反射有關。當這三種神經反射活動變得強烈就是排便的時機點。

換言之，**早晨是最佳的排便時間**。

要促進胃部與結腸的反射活動，建議早上起床時，先慢慢地喝1～2杯冷水或茶，然後一邊想像水從口腔流經食道、胃部與腸道，一邊以順時針的方向摩擦肚子。

只要想大號，就毫不猶豫地走進廁所吧。

平田式便意啟動法

在早上做做看！

1 起床時留一點時間上廁所

早5～10分鐘起床，預留足夠的時間上廁所。

2 轉一轉、甩一甩雙手與雙腳

一邊深呼吸，一邊轉一轉、甩一甩手腕或腳踝，或者是合掌摩擦手掌。告訴身體與大腦「我起床了」，可啟動起立反射活動，促進腸道蠕動。

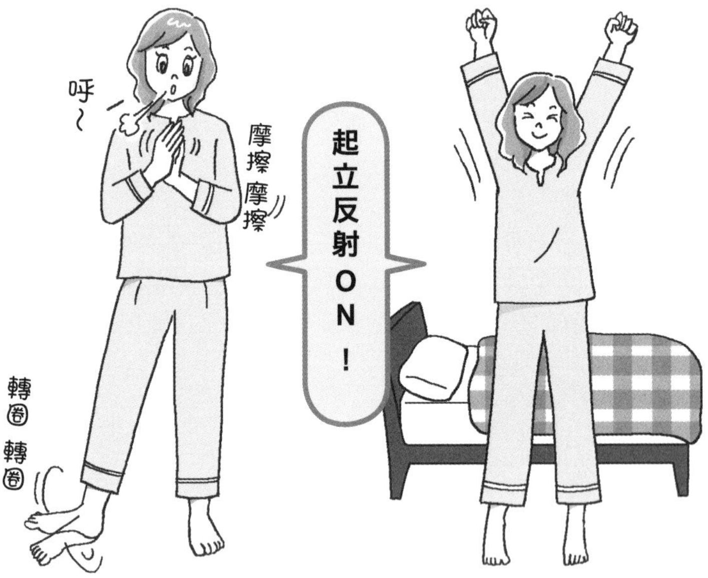

3

邊喝水，邊以順時針方向摩擦肚子

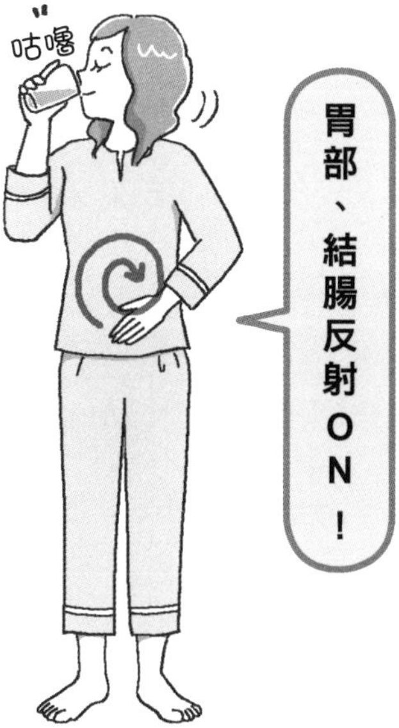

慢慢地喝1 ～ 2杯冷水或茶。一邊想像水從口腔流經喉嚨、食道，最後流入胃部與腸道，一邊啟動胃部與結腸的反射活動。以順時針方向摩擦肚子，可溫柔地喚醒腸道。

4

深呼吸&順暢排便

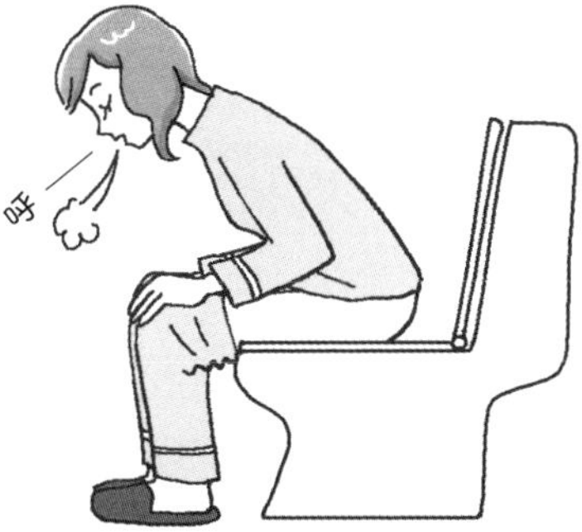

有點便意時，可先坐在馬桶上，然後深呼吸，保持糞便容易滑落的前傾姿勢，放鬆身體。
等便意變得明顯，就屏住呼吸，腹部稍稍用力，促進自然排便。重點是若便意消停，也不要急著用力上出來。

⑥幫助排便的羅丹「思考者」姿勢

坐在馬桶上時，有個姿勢可幫助排便。

坐在坐式馬桶時，建議前傾上身，避免坐得直挺挺的才方便排便。此時可將手肘撐在大腿上，略微抬高腳踝，看起來很像是羅丹「思考者」的姿勢。

人類直立時，直腸與肛門是折成「く」型，所以若是站得直挺挺的，糞便容易堵在同一處。若是借助重力的幫忙，讓上半身前傾，讓原本折彎的部分打直，直腸與肛門就會呈一直線，糞便也就能順利地移動。

如果這樣還是上不出來，可在腳邊放個踏台，做出雙手抱膝的坐姿試看看。

不過，別在廁所待太久，最長別超過 3 分鐘以上。在廁所看書、滑手機更是禁忌，這會無法專心排便，便意也會因此消失，肛門長時間出力也會形成負擔。

反觀蹲式馬桶可讓我們自然地往前蹲，所以比坐式馬桶更容易排便。

順帶一提，美國的市場曾出現一種讓明明是坐式馬桶，卻是以蹲式馬桶的蹲姿使用的專用踏台，在當時曾非常熱賣。

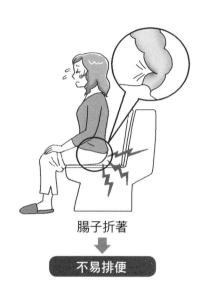

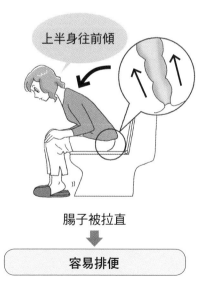

腸子折著

↓

不易排便

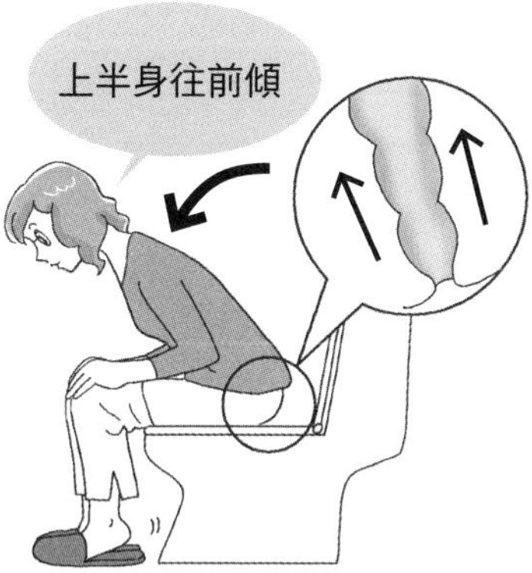

腸子被拉直

↓

容易排便

⑦別忍住便意

據說日本人最常罹患的便祕是「直腸性便祕」。

這種便祕的主因就是忍便。**即使想上大號卻習慣忍住的話，久而久之就會形成便祕。**

囤在S狀結腸的糞便被推到直腸後，人體會因為這種刺激而覺得直腸脹脹的，這種感覺會從脊髓傳至肛門內括約肌，此時縮緊肛門的肛門內括約肌就會放鬆，而中樞神經也會將這種感覺當成「便意」。

但如果只有肛門內括約肌放鬆，是不會排便的，因為即使肛門內括約肌屬於會自行鬆開的不隨意肌，也還受到其他的肌肉限制。

而肛門外括約肌屬於可由意志控制的隨意肌，當我們想上大號的時候，肛門外括約肌就會縮緊，避免大便流出來。

若是忍住便意，「快點排便」的指令就會從脊髓傳至大腦，假設一直忽略這個指令，這個指令就會被脊髓阻斷，便意也就消失了。長此以往，就會形成「直腸性便祕」，即使直腸裡有糞便，也不會想上廁所。

最常忍住便意的情況，就屬早上搭車上班上學的時候。大家應該都有過忍太久，忍到不想上大號的經驗吧？這種情況可不容忽視，若是上班還來得及，建議大家在中途下車上廁所。

不過，最理想的當然還是在早上，便意最為強烈的時候上廁所。

你是否出門之前都不想上廁所？

你是否常常忍到回家後才上廁所？

建議大家想去就快點去。為此，請在早上多留一點時間，這就是不會便祕的祕訣。

⑧別把手機或書帶進廁所

一感到便意就立刻去廁所，然後坐成「思考者」的姿勢，讓大便不費力地排出來，這是最能預防痔瘡的模式。

但，應該有不少人習慣把手機或書帶進廁所吧？

再早一點的話，也的確有不少父母習慣一大早帶著報紙進廁所。

現在已經是智慧型手機的時代，所以也有不少人趁著上廁所，用手機看新聞或是打電動吧。

這會讓痔瘡變得更嚴重。

帶手機進廁所雖然還是上得出來，用力排便的時間卻會拉得更長，腹壓與血壓都會上升。血壓會比平常高出40～50 mmHg，最高血壓有可能會超過200 mmHg，這是腦血管破裂也不足為奇的超高壓，而如此高的腹壓與血壓也會對肛門造成沉重負擔。

而且邊上廁所邊滑手機，是無法專心排便的。甚至有些人會在排便後不擦屁股，繼續滑手機。糞便是刺激物，長時間附著會造成組織發炎，所以排便後，請立刻擦屁股，然後走出廁所，這才是善待屁股的方法。

要想快速排便，就必須重視便意這個身體傳來的訊息。若是帶著手機或書進廁所，就無法集中精神感受便意，便意也會消失無蹤。

邊上廁所邊滑手機或讀書，對屁股實在百害無一利。

空手進廁所，然後 3 分鐘解決。

請大家務必記住這個要訣。

⑨想像成功排便的經驗

體育界有種意象訓練，指的是在腦中不斷回想最理想的動作，最終在實戰之際呈現的訓練。

以棒球來說，就是想像自己敲出全壘打；射箭的話，就是想像自己射中紅心。這種意象訓練在體育界也非常受到重視。

同理可證，若能想像自己順利排便，排便也會變得順暢。

大家是否有過在早上順利排便，身心瞬間變得暢快的經驗？建議大家把這套起床到成功上廁所的流程記下來。

為了順利排便，請大家務必善用152頁介紹的「平田式便意啟動法」。

起床後，甩甩手腳引發起立反射，邊揉肚子，邊喝兩大杯水，啟動胃部與結腸的反射，再進廁所以思考者的姿勢排便。

此外，還可搭配下列的意象訓練。

①緩緩地坐上馬桶

②輕輕閉上眼睛，慢慢地呼吸

③感受大便從直腸滑落

④想像便意越來越強烈

如果便意還不夠強烈，請繼續不疾不徐地呼吸。如果超過 3 分鐘還是上不出來，不妨就先此打住。

即使便意變得很強烈，也不要突然用力上廁所，而是要輕輕地用力，像是要讓肛門張開般排便，才不會造成肛門多餘的負擔。

請把這個流程當成例行公事。一旦身體記住順利排便的感覺，下次執行這項例行公事時，身體就會切換成快速排便的模式。

排便的祕訣就是不疾不徐與放鬆心情。

減輕下痢的方法

① 消除壓力最能減輕拉肚子的症狀

前面提過男女對於壓力的反應是不同的，女性比較常因此罹患便祕，男性則比較常因此拉肚子。壓力的確是造成下痢的一大主因。一如134頁所述，控制壓力不僅能避免身體發炎，對於預防拉肚子也有成效。

自律神經紊亂也有可能拉肚子，所以要注意自己是否睡眠不足，導致自律神經失調。

酒、香菸的尼古丁也會誘發下痢。大家是否有喝太多酒而拉肚子的經驗？

要預防拉肚子，最該先做的第一步就是維持良好的生活節奏。

②少量多餐，減少腸胃負擔

加班、輪晚班常讓我們很晚才吃晚餐吧？

在深夜大口吃豬排飯、燒肉這類油膩食物的人，不拉肚子才讓人覺得不可思議吧。吃完這類油膩的食物就立刻入睡的話，沒時間休息的腸胃會因此出毛病。

就寢前 2 小時不吃東西是絕對的鐵律，如果不得不很晚才吃晚餐，也建議改吃湯豆腐、白肉魚、稀飯這類容易消化的食物。

假設還是一直拉肚子，就建議少量多餐。**一天改吃五餐，可減少每餐的進食量。**讓每餐要消化的分量減少，即可減輕胃腸的負擔。

一如便祕的飲食習慣，請多吃日式餐點，調整胃腸的狀況。

運動不足的解決方法

① 先以一天五千步為目標

有許多患者光是養成了走路的習慣，痔瘡及其他生活習慣病就有大幅改善。

但是，要特別騰出時間在自家附近散步的話，是很難持之以恆的。為了保持這個習慣，不妨花點心思，在日常生活中增加步行的機會。

例如每天上班時，從家裡到車站以步行代替公車；或是提前一站下車，步行至辦公室。準備外出時，若只是一站的距離，就不一定非得坐公車，可改以步行抵達目的地。

初期目標是每天走五千步，習慣之後，再提高至八千步。

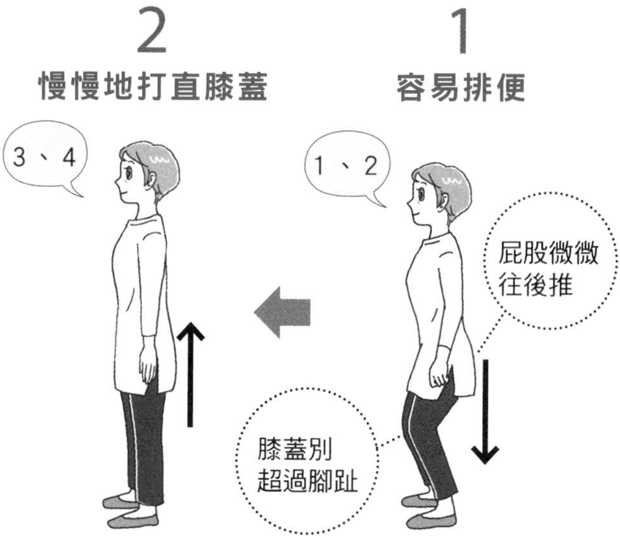

②輕鬆版深蹲

要化解肛門的瘀血，建議做膝蓋稍微彎曲的「輕鬆版深蹲」。重訓版的深蹲有時會膝蓋疼痛，所以膝蓋微彎時，不要超過腳趾，然後打直膝蓋就好。

每天只需要做這個運動，既不花時間也不占空間，還可以邊看電視邊做。

這個運動能有效改善痔瘡，也能有效預防老化引起的直腸脫垂、直腸黏膜脫垂、肛門直腸痛等問題。雖然腸道與黏膜會隨老化而下垂，但鍛練肌肉能有一定程度的預防。

③跟電梯與手扶梯說再見

除了步行外，還有在日常生活增加運動機會的方法，那就是盡可能不要搭電梯與手扶梯。

通勤時，不要搭乘車站裡的手扶梯，故意走旁邊的樓梯。走樓梯來往地面與地下好幾層的月台之間雖然辛苦，但還是建議大家盡可能不要使用手扶梯。

在辦公室也一樣，如果自己的辦公室在五樓，也可以改走樓梯，戒掉搭電梯的習慣。

假設辦公室在十樓，那不妨先搭電梯到五樓再改走樓梯，一開始切勿操之過急。只要持續半年，身體就會出現具體的改變，除了痔瘡，也能預防各種生活習慣病。

④在辦公室放個廚房計時器

我常建議坐辦公室的人去買個廚房計時器，提醒自己每小時要步行「10公尺」一次。

長時間坐著，上半身的重量會一直壓在屁股上，最後就會產生瘀血，這是發炎的原因，也會讓痔瘡惡化。

因此不妨利用廚房計時器提醒自己，每小時要步行10公尺一次。驅動腳部的肌肉，腳就會變成幫浦，將靜脈血打回心臟，也能有效改善屁股的瘀血問題。

計程車司機或卡車司機往往是痔瘡的常客。假設得長時間開車，也建議每小時休息一下，下車走走或是做做體操。

⑤痔瘡劇烈疼痛時，嚴禁打高爾夫、棒球與網球

一如前述，要改善生活習慣病就必須多動動身體，**但遺憾的是，有些運動不適合痔瘡患者進行，那就是得突然憋氣、肛門出力，講究爆發力的運動。**

例如高爾夫、棒球與網球，都得在擊球的瞬間夾緊肛門；騎腳踏車也一樣，跨坐在座墊上的時候，會不自覺憋氣、肛門出力。

滑雪與溜冰都會讓屁股變涼，所以也不太適合；需要長時間坐著的釣魚活動也不算是能改善痔瘡的興趣。

此外，吹小喇叭雖然不算運動，但吹奏時常常得肛門用力，所以也很容易形成痔瘡。

如果在痔瘡很痛時還進行這些運動與興趣，痔瘡就很可能惡化。若隔天要打高爾夫球，不妨「前一天睡飽一點」「輪流開車」，減輕肛門的負擔。如果痔瘡已經化膿、劇痛或出血，那當然得停止這些活動。

面對酒精的對策

① 祕技「假裝在喝酒」

有時候雖然禁酒，卻還是得出席應酬的場合，如果是在工作，有時也得跟客戶敬酒。

如果是跟同事或朋友喝酒，第一杯可以是酒，之後再以茶或碳酸水打通關。

若是接待客戶的場合，可先偷偷跟店員要求「將酒換成水」，就能避免喝酒，當然也可以點一瓶水，自告奮勇擔任調酒的角色，再若無其事地將自己的酒換成冰水。若不想勉強自己喝酒，建議大家多磨練磨練「假裝在喝酒」的祕訣。

②蒸餾酒比釀造酒好

如果實在躲不開喝酒，因為釀造酒含有造成發炎症狀的生物鹼，所以選擇蒸餾酒較佳。

釀造酒就是讓原料發酵所製成的酒，比如日本酒、啤酒或葡萄酒等；蒸餾酒則是讓釀造酒進一步蒸餾所製成，例如燒酎、威士忌等。

要注意的是，就算蒸餾酒是比較好的選擇，還是不能喝太多，否則會弄巧成拙。

酒精的每日建議攝取量為一瓶中瓶啤酒（500毫升）或是一合日本酒（180毫升），抑或一瓶葡萄酒（180毫升）左右。

如果痔瘡已經發炎、疼痛或是出血，就連上述的量都不該攝取，否則只會讓症狀繼續惡化。

解決身體冰冷

①善用懷爐或迷你電毯

身體冰冷時，末梢血管會為了留住體溫而收縮，此時血液循環會變差，肛門括約肌也會跟著收緊，痔瘡自然就惡化。

而且身體冰冷會造成自律神經紊亂，也會引起下痢與便祕。

要解決這類身體冰冷的問題，不妨使用能溫暖腳尖的即可拋懷爐，這項商品頗受患者青睞，效果也很好，因為常常是從腳尖開始變得冰冷的。

在腰部或背部貼上即可拋的保暖貼也有不錯的效果，讓髖骨附近熱起來，就可以紓緩循環不良的問題。請大家記得，若要解決身體冰冷的問題，不要把保暖貼貼在屁股，而是要貼在「腳尖與腰部」。

某位因為職場太冷而下痢的美容師，他在職場鋪了一坪大小的迷你電毯後，下痢就戛然而止。

廁所也很適合鋪一塊這種迷你電毯。身體一變冷，不僅無法放鬆，也很難有便意。冬季時，請花點心思讓廁所變暖和，改裝暖座馬桶或是電暖爐也可以。

此外，隨著冷氣普及，夏天也會出現身體冰冷的問題。如果覺得辦公室很冷，不妨準備一條布蓋在膝蓋上保暖，或是另外準備保暖物品。

如果還是覺得冷，可試著轉轉腳踝以及彎一彎腳趾，腳尖就會暖和起來。

②透過泡澡溫暖屁股

提到暖和身體，就讓人聯想到泡澡。

臀部有很多細微的動脈與靜脈，當這些血管瘀血，就會讓痔瘡惡化。**透過泡澡暖和臀部，可加速肛門附近的血液循環，達到化解瘀血、緩和疼痛的效果。**

之所以推薦泡澡，是因為這種方法不會讓屁股受傷。按摩雖然可促進血液循環，但有可能會讓屁股受傷；過度的揉捏也有可能造成傷害。相較於以上這些方法，泡澡還是安全許多。

泡澡不僅能促進血液循環，還能讓屁股變得漂亮，也有不少人是透過泡澡消除壓力的吧？

建議痔瘡患者洗澡時，不要只是沖沖澡，而是坐在放滿熱水的浴缸，悠哉地泡個澡。

泡澡雖好，也不可能一天泡好幾次，此時不妨以簡單方便的「足浴」代替。

比方說，冬季下班回家，覺得身體很冰涼時，可以在澡盆或洗臉盆蓄些熱水泡腳。除了不會耗費太多時間外，要準備的道具也不多，隨時都能讓身體從內而外熱起來，也能有效改善屁股的瘀血。

但要注意的是發炎、化膿時，就不要讓屁股太暖和，而是要讓屁股降溫。判斷的標準是屁股是否劇痛。一旦化膿，就會感到疼痛。

覺得不痛的時候泡澡，覺得很痛時就讓屁股降溫。

提高夾緊屁股力道的「肛門體操」

某次有機會，見到長期從事運動的90歲男性的身體。最讓我驚訝的是，他居然有八塊腹肌！這瞬間就讓我明白，人類不管到了幾歲都能鍛練肌肉。

屁肌的肌肉也一樣，不管幾歲都可以繼續鍛練。

肛門有肛門內括約肌與肛門外括約肌，其中的肛門外括約肌與手腳的肌肉一樣，都是能由意志控制收緊與放鬆的隨意肌，因此可透過重量訓練加以鍛練。

多活動括約肌可促進肛門附近的血液循環，也可藉此消除瘀血、預防痔瘡。

為了達到這個目的，我要向大家推薦「肛門體操」。

這個體操很簡單，只是緩緩地讓肛門收緊5～10次而已。

至於收緊的強度，大概就是用屁股從面紙盒挾出一張衛生紙的程度。只要想像自己用屁股抽出一張衛生紙，就能讓肛門收緊。

這個體操隨時都能做，例如早上起床時、晚上睡覺前或是泡澡時都是不錯的時間點。搭捷運或是等紅綠燈時當然也可以。

尤其是長時間坐在辦公桌前，屁股容易產生瘀血的上班族，更該頻繁地做這個體操，預防瘀血發生。

若想在排便之後做，請先以免治馬桶或其他方法清潔屁股。

唯獨屁股發炎時，請不要做這個體操。

保持清潔

保持臀部清潔是痔瘡養護的基本常識。

糞便藏有許多細菌，上完廁所後若不清潔肛門，細菌就會繁殖，造成皮膚發癢或發炎。

肛門周邊有許多細微的皺褶，只用衛生紙擦，恐怕不夠乾淨，而且過度摩擦反而會使糞便卡在皺褶裡。

最理想的方法就是排便後先用溫水沖洗，再用衛生紙輕輕擦乾。

溫水洗淨馬桶在日本已相當普及，算是有利於維持肛門乾淨的最佳環境。

不過有一點要特別聲明，那就是別讓溫水洗淨馬桶的強大水流沖進肛門，代替浣腸劑使用，這會演變成不沖水就沒有便意的情況。我們稱這種情況為「沖水上癮症」。

沖水只是為了洗乾淨肛門，而不是用來幫助排便，強大的水壓也可能會造成肛門發炎。將水量從「強」調整為「弱」，就足以洗淨肛門了。

假設遇到沒有洗淨功能的馬桶，則建議選用手持式清洗器。我習慣隨身帶著這種清洗器，使用上非常方便，旅行的時候也都會帶著。

順帶一提，如廁後不需消毒肛門，因為光是放屁就會排出大量的大腸菌，只在如廁後消毒實在意義不大，用溫水洗掉大便就可以了。

越痛越要睡飽飽

若想擊退壓力與疲勞這兩個造成發炎的元凶，就得每天睡飽睡滿。**睡眠不足會導致生理疲勞不斷累積，肌肉也會累積疲勞物質。長此以往，免疫力將跟著下降，也會誘發痔瘡。**這與越疲勞，越容易染上感冒是同樣的道理。對抗細菌與病毒的免疫力會在睡眠之際強化，感冒時總會昏昏欲睡就是這個原因。

還有想必大家都聽過的「生長激素」。這種激素會在睡眠時分泌，而且顧名思義，可幫助小孩子成長，也能幫助大人修復受傷的細胞與消除疲勞。

生長激素與免疫力一樣，只要睡得夠飽就會大量分泌。充足的睡眠就如良藥，可強化免疫力與擊退細菌，也能促進生長激素分泌，促進黏膜修復。可以的話，早十分鐘就寢都是好事。

應該有不少人因為壓力而失眠，但一般認為，就算睡不著，光是躺在床上也能消除四成的疲勞。所以就算失眠，也不要在房間裡面東摸西摸，靜靜地躺在床上消除疲勞吧，有時候也能因此墜入夢鄉。

此外，平日感受到的壓力常常源自大腦，所以要讓大腦放鬆，就必須維持充足的睡眠，若能搭配運動、看電影、讀書、散步、旅行這些興趣與活動，大腦就能更加放鬆。

暫時將工作拋在腦後，做一些自己喜歡的事情，身心也會跟著煥然一新！

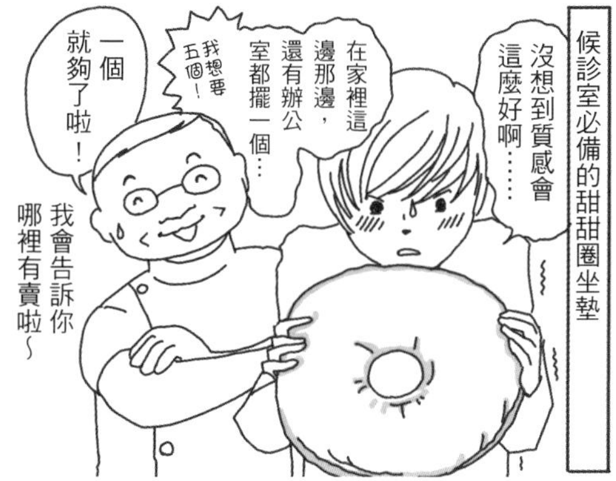
候診室必備的甜甜圈坐墊
沒想到質感會這麼好啊……
在家裡這邊那邊，還有辦公室都擺一個…
我想要五個！
一個就夠了啦！
我會告訴你哪裡有賣啦～

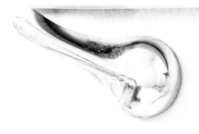

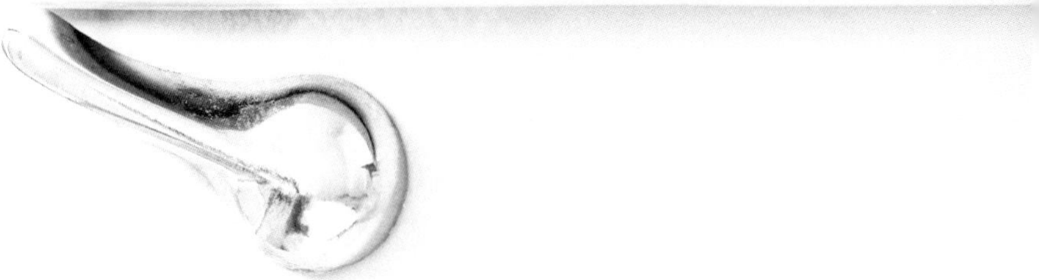

第 5 章

痔瘡 Q&A

專科醫師
來回答

Q 不能用成藥解決嗎？

A 使用以兩週為限

「最理想的是用成藥解決，不用跑醫院。」

這應該是不少患者的心聲吧！痔瘡的成藥也好像賣得不錯。效果通常是緩和疼痛、出血與腫脹、讓糞便更容易通過，這樣的確能暫時抑制症狀，卻不能真正對症下藥。

更危險的是，長期使用成藥，會讓我們無法分辨出血與疼痛的症狀究竟是來自痔瘡還是其他疾病。

記得有次替連續兩年使用網購痔瘡藥的患者看診後，發現對方罹患的是直腸癌而非痔瘡。**這意味著長期使用成藥，不願接受專科醫師診療，有時會使自己陷入攸關性命的危機。**

成藥充其量是中繼投手，只在症狀發作，卻不能立刻前往醫院求診時使用，才是正確的做法。

再者，許多人以為成藥的效果不強，這其實是大錯特錯。

成藥通常是立刻見效的配方，因為不能立竿見影就會賣不好，所以有些甚至會含有類固醇激素等副作用可能危害人體的成分。

若不得不使用成藥，請以兩週為限，假設兩週後症狀仍不見好轉，請務必接受醫師診療，千萬別長期使用成藥。

Q 症狀持續多久就該去醫院就診？

A 懷疑「是痔瘡嗎？」就該立刻就診

平田肛門科醫院也有不少外國患者。

外國患者與日本人患者的差異非常明顯，因為**日本人患者往往會等到症狀非常嚴重才來，但外國患者只要一懷疑「是痔瘡嗎？」就會立刻就診。**

痔瘡的種類與症狀有很多種，但只要早期治療，通常不用動手術就能痊癒。

如果已經疼到受不了或是出血，建議大家早點去醫院就診。

基本上，症狀若超過一個月都未見改善，就應該去一趟醫院，就算都沒出血，也應該會懷疑「該不會有什麼問題吧？」

如果症狀沒持續一個月，但在三個月之內有 3、4 次出血的話，也是相當危險的訊號，建議立刻去找專科醫師檢查。

肛門出血當然會感到不安，也應該會懷疑自己「該不會得了什麼不治之症吧……？」

所以尋求專科醫師幫忙，確診是「痔瘡」的話，就能稍微安心一點；就算是直腸癌，也能早期發現、早期治療。

不論如何，只要覺得有問題，就早點請求專科醫師協助。

我也常常告訴患者「請盡量利用醫師」。

患者是尋求服務的人，醫師則是提供服務的人，為了維持自身的健康，務必善用提供服務的醫師。

Q 不好意思去醫院求診……

A 本院不叫名字、不用脫內褲，非常在乎個人隱私

平田肛門科醫院與大家想像的肛門科有可能完全不一樣，因為我們非常在乎個人隱私，接受診療也沒什麼好丟臉的。

本院採取的是預約制，所以候診室不會擠滿患者，也幾乎不會撞見其他人。而且採行的是叫號制，不會直接喊出患者的名字。（編按：台灣目前也有許多醫院已採用預約制，若患者覺得擔心，可以事先以電話詢問。）

許多人以為接受診療的時候，得做出「仰躺，兩腳張開」的姿勢，以前的確

是如此，而且大部分的男性都覺得這是婦產科才有的姿勢，所以很排斥接受診療。

不過本院現在採取的是主流的陝士氏體位（左側躺體位），會請患者左側躺，然後稍微拉下內褲，這種姿勢既不用脫內褲，也看不見醫師的臉。（編按：台灣內診問診也以左側躺體位為主，不會讓患者感到壓力。）

此外，本院嚴禁由醫師一人看診，旁邊一定會有護理師陪同。

Q 肛門發癢也是痔瘡造成的嗎？

A 有可能是皮膚潰爛，也有可能是癌症

肛門發癢的原因有很多種，最常見的是肛門的內痔核引起發炎，導致肛門發癢，因為發炎部位的分泌物會導致皮膚潰爛。

患者通常無法察覺自己罹患內痔核、或是該部位發炎，因為長了內痔核的黏膜沒有痛覺，所以患者只會感覺到皮膚潰爛造成的搔癢感。

炎熱的夏天也常出現屁股流汗，然後覺得很癢的情況。

如果流汗流到覺得肛門很癢的話，建議使用「痱子粉」吸汗，這跟讓小寶寶

的身體保持乾爽，避免穿尿布穿到起紅疹是一樣的道理。如果肛門癢得受不了，建議在上班或睡覺之前，在屁股撲點痱子粉。

要注意的是，別輕忽發癢這個症狀，因為有可能是重大疾病所造成的。記得替某位「屁股很癢」的患者診察後，發現對方居然罹患了直腸癌。經過仔細檢查後，確定對方是會出現分泌液的漿液惡性腫瘤，這也是很罕見的癌症。

如果搔癢症狀一直反覆發生，遲遲未能得到改善，還是請專科醫師診療一下才能放心。

Q 突然出血的話，要如何應急？

A 趴著、墊高屁股與加壓

第一步先趴著，在腰部下方放枕頭或坐墊，讓屁股的位置高於心臟；第二步則是用紗布或衛生紙壓住流血的位置。

這跟流鼻血的處置是一樣的。手邊若有保冷劑或冰枕，可先用毛巾包起來，再用來替肛門降溫。

痔瘡造成的出血大概會在一小時之內止血，如果還沒超過門診時間，不妨當天就去醫院就診，否則也該在隔天尋求專科醫師的協助。

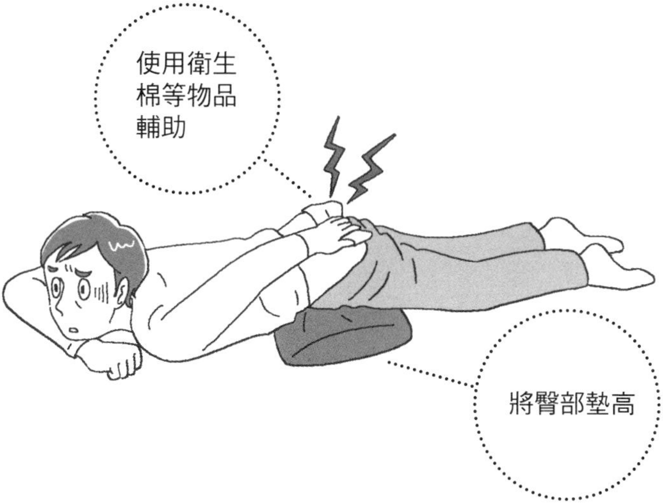

如果血流不止，務必打電話叫救護車，因為有可能是腸道出血。因為要是腸道出血，就有可能是癌症或大腸憩室出血。

Q 按摩有助於改善痔瘡脫垂？

A 有可能因為按摩變得更痛

脫垂就是內痔核脫出肛門。如果症狀不太嚴重，只需要熱敷，促進血液循環即可。

雖然按摩也能促進血液循環，但有可能會讓腫脹的患部皮膚或黏膜受傷。所以與其按摩，不如泡個熱水澡，促進患部的血液循環，也不會不小心傷到肛門。

也有利用毛巾熱敷的簡易療法。

①將毛巾泡入熱水後，拿出來擰乾。

②趴著，腳稍微張開。

③將熱毛巾敷在肛門上10分鐘。

也可以使用即可拋的暖暖包熱敷。

有一點要注意的是，若是熱敷後變腫，就不可以繼續熱敷，而是要改以冰枕或冰袋冰敷。感到劇痛時也不可以熱敷。

痔瘡脫垂時，躺下來比較容易壓回去。許多人為了讓痔瘡更容易滑進去，會抹點軟膏或凡士林增加潤滑感。

就算能用手塞回去，也不能坐視不管，否則最後有可能會再也塞不回去。可以的話，請盡早諮詢專科醫師。

後記

這是我還在慶應義塾大學醫學部當研修醫師的事情。

那時我剛完成一床胃癌手術，走回更衣室，邊覺得自己做得不錯，邊準備換衣服的時候，一旁的學長這麼問我：

「是不是覺得自己挺行的？」

我回答「是」之後，學長如此告誡我：

「病不是你治好的，而是患者幫你治好的。你最好用顯微鏡看看你剛剛縫好的部位，縫線之間充滿了縫隙。傷口會痊癒，全拜患者自己的力量所賜，你可不能誤以為是醫師把病治好的喔。」

這已經是三十年前的事了，但我從來不敢忘記學長的諄諄教誨。

雖然有可能造成誤會，但我還是要說，這世上沒有妙手回春的名醫，只有幫助患者自行康復的名醫。

我深信，我的工作不是治病，而是幫助患者提高自癒力。有時當然需要動手術，也得吃藥，但最重要的還是提高患者自行康復的能力。提高這種自我修復能力，才是治療痔瘡的最佳捷徑。

到目前為止，我從患者身上獲得許多力量。

有些痔瘡患者明明已經痊癒，也沒有覺得哪裡不舒服，卻還是每天回來看看我，跟我說「偶爾還是得來看看平田醫師的臉才安心啊」，也曾收到肛門狹窄患者寄來的感謝信，告訴我他現在過得很幸福。

最令我開心的，莫過於患者以一己之力治好痔瘡，露出笑臉的那一刻。

我的願望只有一個，希望大家都能「健康呷百二」。

痔瘡不是攸關性命的疾病，卻是幫助我們了解身體狀況的線索。

改善生活習慣，痔瘡就會不藥而癒，只要有心，其他的疾病也會跟著好轉。

身體的狀況好轉，每天就會精神奕奕，長命百歲。

若本書能助各位讀者創造如此的良性循環，將是在下的望外之喜。

Eurasian Publishing Group
圓神出版事業機構
用心與你對話・視野無限寬廣
如何出版社
Solutions Publishing

www.booklife.com.tw　　reader@mail.eurasian.com.tw

Happy Body 177

看過38萬人屁股的名醫教你在家治好痔瘡

作　　者／平田雅彥
譯　　者／黃詩婷・許郁文
審　　訂／鍾雲霓
發 行 人／簡志忠
出 版 者／如何出版社有限公司
地　　址／台北市南京東路四段50號6樓之1
電　　話／（02）2579-6600・2579-8800・2570-3939
傳　　真／（02）2579-0338・2577-3220・2570-3636
總 編 輯／陳秋月
主　　編／柳怡如
責任編輯／丁予涵
校　　對／丁予涵・柳怡如
美術編輯／李家宜
行銷企畫／詹怡慧・曾宜婷
印務統籌／劉鳳剛・高榮祥
監　　印／高榮祥
排　　版／陳采淇
經 銷 商／叩應股份有限公司
郵撥帳號／18707239
法律顧問／圓神出版事業機構法律顧問　蕭雄淋律師
印　　刷／祥峰印刷廠・龍岡數位文化股份有限公司・國碩印前科技股份有限公司
2019年6月　初版

定價 290 元　　ISBN 978-986-136-533-6　　

我們人類具有治療自己疾病的能力，也就是所謂的「自癒力」，這份力量其實比我們想像的都還要強大。

將這種自我治癒的能力放到最大，就是治療痔瘡的最佳選項。

不依靠手術、不依賴藥物、自己治療自己。

這就是治療痔瘡的最大原則。

——《看過38萬人屁股的名醫教你在家治好痔瘡》

國家圖書館出版品預行編目資料

看過38萬人屁股的名醫教你在家治好痔瘡／平田雅彥 著；黃詩婷、許郁文譯. -- 初版. -- 臺北市：如何，2019.06
200 面；14.8×20.8公分. --（Happy body；177）
譯自：38万人を診た専門医が教える自分で痔を治す方法
ISBN 978-986-136-533-6（平裝）
1.痔瘡

415.565　　108005726